がんになったら、

ナチュラルドクターが教える

何を

「がんの栄養学」

食べたらいいの？

［第２版］

自然療法士・ND（ナチュラルドクター）
小林びんせい

自由国民社

はじめに　正しい知識を持たないと、がん患者は生き残れない！

医師はがんを宣告する時に、手術や抗がん剤やこれから行う治療について、いろいろと説明してくれるかもしれません。

しかし家族としては、「うちでできることは何かあるか」と聞きたいところです。そこで「先生、うちではどんなものを食べたほうがいいのですか？」というような質問をします。

そこで返ってくる答えは「栄養のあるものを食べてください」という程度で、具体的に「こんなものを食べた方がいい」とか、「こういったものはやめた方がいい」というところまで付き合ってくれる先生は少ないと思います。

まして「管理栄養士の話を聞いてください」などと、栄養や生活習慣の専門家に任せる医師は、ほとんどいないといっていいでしょう。

現在広く行われているがんの保険医療は、三大治療といわれる、手術、抗がん剤、放射線療法です。アメリカのがんの専門家にはこれらを「切る、叩く、焼く」という人もいます。そしてその治療の結果はそれほど大きなものではありません。統計学的な調整をしなければ、生存率は50年前と大して変わっていません。

しかしながらステージ4の元がん患者さんの話を聞くと、三大療法で生き残っている人も少なからずいます。それは奇跡的な自己の成長を遂げた人と、切る、叩く、焼くといった物理的な治療に対して「体を守る」ことができた人です。

この本では、後者について、自然療法家としてお話しします。

三大治療から体を守るために必要なのは、体の環境づくりです。つまり、体を温めること。楽しく前向きな気持ちでいられること。そして食べ物やサプリメントによって体を守ることを行います。

先日友達をがんで亡くしたという方の話を聞きました。某国立大学病院で治療を受けていたそうですが、担当医は若い先生で彼ら自身が、まだ医療以外のものの重要性を感じていないし、知らない世代だそうです。そしてがんの治療に関しては、「治るとは思わないでください」と会うたびに言うそうです。確かに抗がん剤治療をある程度の期間行えば、生存率は明確に下がっていき、最高でも延命できる期間は統計的に決まっています。つまり余命宣告というのは、現行医療では副作用によって決まってしまう期間だといえます。

それでは私たちは、もしがんになったら、一定期間の延命と引き換えに、苦痛に満ちた生き方をし、生き延びる可能性をほぼ失うという選択しかできないのでしょうか？

民間療法には様々な方法がありますが、医学的に検証できていないというのが一般的な意見です。実際には利益を集中させるために検証したくなかったというのが、アメリカのがんの正統医学といわれるグループの本音です。

しかしながら三大治療による成果は鳴かず飛ばずで、結局のところ統計学的な処理をして、アメリカの国家予算を取ることに集中していました。民間療法でいい抗がん剤が見つかったとしても製薬業界が特許を取れなければ儲からず、うっかり臨床試験でいい結果が出ると困るので、特許を取れる可能性のないものについては臨床をやらないように（やらせない、認めない）しています。

民間療法の中でも、大変良い効果の出たものは、事前審査のうえ臨床試験を行う準備をしますが、試験によって効果が明確にされることはほとんどなく、アメリカがん協会（ACS）では「証明されていない方法」という指定をします。これによって一般人をその方法に寄り付かなくさせるのが目的です。身近な食事療法であるマクロビオティックも、この「証明されていない方法」の一つです。


1970年代中頃、当時のアメリカのがん研究の中心である米メモリアル・スローン・ケタリングがんセンター（ここの研究者には、日本の東風博士や杉浦博士らもいました）では、レアトリル（アミグダリン、ビタミンB17）による抗がん作用の研究において優れた結果が出ていました。その当時の広報担当局長ラルフ・モス博士は、その有効性の発表に踏み切らない所長に業を煮やし、プレスに発表しました。その結果、モス博士は翌日クビになってしまいました。

普通、医療関係者がよりどころにするのは、信頼できる発信元として、アメリカがん協会、米メモリアル・スローン・ケタリングがんセンター（ニューヨーク）などから出ている情報ですが、研究の中心であるスローン・ケタリングは、ロックフェラー財団が頂点にあり、エッソ、GM、モルガン、シティーバンク、ファイザーなどの巨大資本化の面々が理事会に所属しており、また主要な抗がん剤メーカーが株を所有していますので、自らの利益になるような研究が当然行われています。そしてその広報がACSという関係になります。

レアトリルのような部外者が特許を持っている技術には政治的な圧力がかかるのです。（モス博士のウェブサイト cancerdecisions.com は、筆者が学生時代から良く訪ねていますが、大変科学的に公平にすべてのがん治療を見ている、役に立つサイトです）

私は現代医療批判をするつもりはありませんが、もし担当の医師が三大治療以外を全否定するか、または全く無知というのではやってられません。特に経験の少ない医師では代替療法まで勉強する間はなかったと思います。しかし多くの患者を見送り、自らもがんにかかった医師の多くは、よほどリサーチ力がなければ別ですが、ほとんどはサプリメントや代替療法を行っています。

ただしこのような代替療法は、前述のようにあまり臨床試験を行うことがないので、科学的には信頼されていないのが現状なのです。

先日胆管ガンで亡くなられた芸能人の方がいましたが、たとえば硫酸ヒドラジンを摂ることで、体重の激減を防げたかもしれません。

がんが治る時代は来ている

そのような中、サプリメント大国アメリカからの朗報があります。乳がんと前立腺がんに対して副作用のない、GenEpicという薬草と酵素と栄養素などのサプリメントによる治療法です。

このサプリメントは、わずか半年で末期の多剤抵抗性（どのような薬も効かない）乳がん患者の85％が完治してしまっただけでなく、前立腺の患者における治験では、1年で94％の患者で前立腺がんの兆候がなくなったという、すばらしい結果が出ています。乳がんと前立腺がん以外のがんについては、開発者のトレーシー博士によれば「治験ができていないので効果は言えませんが、単発の症例や成果から見て、血液のがん以外では同様な効果が考えられます。もともとこのサプリメントはすい臓がんの友人を治すために作ったものです」とのことでした。個人的な感想ですが、がんで死ぬのはかなり難しい時代に入ったのではないでしょうか。

（第2版追記）このサプリメントについては、途中で材料供給が困難になり臨床試験が中止されています。

そんな状況の中、実際にがんを宣告された患者さんが考えるのは、「現代医療で良い結果が出ているところはそれを使い、悪いところはほかの方法も使いたい」というところだと思います。抗がん剤についても、そのがんに効くのか効かないのか、あらかじめテストができる時代です。

しかしそうは言っても、ほとんどのケースでは、治療の段取りは診断した医療機関ですべて決められてしまうのが現状です。何らかの治療を受けてから真剣に考え始めることもままあります。また家族、周囲はどうしたらよいか？　うちでケアできるのか？　少しでもよくなる食事は？と、まずは本を買いあさりますが、日本で出ている書籍は、どれを見ても大して差はありません。ゲルソン療法、玄米菜食、マクロビオティック、または名医の書いたオリジナルのレシピなどです。基本的には菜食主義的なレシピを紹介しています。

これらが悪いわけではありません。しかしながら、状態に応じた食事の考え方や、論理的な栄養学的アプローチなどについては、ほとんど言及していません。何冊か読んでみると、それぞれに禁止されている食べ物があります。肉、卵はだめ。大豆はだめ。塩はだめ。油はだめ。炭水化物はだめ。それでは何を食べたらいいのでしょう。

特にがん細胞は、糖分を燃料としています。ところがたまに外食でもしようと思うと、ほとんどのメニューはみな高糖質です。通常の定食類はもとより、うどん、そば、ラーメンなどおなじみの外食は基本的に高糖質です。まして菓子パン、調理パン、おにぎり、おはぎ、焼きそばドッグなどになると完全に糖質が主体になり、これではがんが喜ぶ食事になってしまいます。外食だけでなく病院食でも同様です。うっかりするとうどんやパンにジャムと牛乳のような献立を出す病院さえあります。

それ以上に問題なのは、ほとんどの医師は「栄養でがんが治る」と思っていないことです。

確かに栄養療法で臨床試験をやったことなどないのですから、栄養療法でがんが治るとはいえません。医師は元来栄養学など習ってこなかったのですから仕方ないのですが、問題はいい加減な指導をしないでほしいということです。

さらに困ったことに、特に神経質な患者の場合、本に出ている「禁止されている食べ物」を食べたことに対する罪悪感を持ち、直後の検査結果が悪かったりすると、そのとき食べたわずかばかりの肉や卵のせいでがんが悪化したと思ったりします。**ぴりぴり神経質に考えるほうがよっぽど身体に毒です。**

サプリメントに関しても、海外の臨床栄養学をやっている者ならかなりの量のサプリメントを使います。ところが日本では、以前は「サプリメントをとると抗がん剤が効かなくなるからやめなさい」という指導が多かったのです。最近では「肝臓を悪くするからやめなさい」というケースもありました。無知とは恐ろしいものです。

こういったことは本来は越権行為です。医師が最高で何でも知っているといわんばかりです。しかし日本では管理栄養士でさえお茶くみに使いかねない国です。実際には、がんの三大治療では、転移がなければかなりの確率で助かるのですが、転移をしていれば、現代医療ではあまりよい実績はありません。

「ナチュラル・ドクター」とは

私が23年間住んでいたオーストラリアを離れるきっかけになったのは、今まで学んだことを一番伝えなくてはいけないところは日本だと思ったからです。

欧米ではメディカルドクター（ＭＤ）に対しナチュラルドクター（ＮＤ）という資格があります。オーストラリアでは、風邪を引いても、どこかが痛くても、医師が出してくれるのは鎮痛剤と抗生物質ぐらいです。オーストラリアの医師はそれすらも出したがらなくなってきています。医師は、そうした症状はもはや完治することはないとあきらめています。そこで、「ナチュラルドクター　ナチュロパスに行ってみよう」と言う患者が少なからずいます。

日本ではまだなじみのない言葉ですが、「ナチュロパス」とは、昔から伝えられてきた伝統医療や、ハーブ療法、臨床栄養学など体に負担をかけずに体を健康に導く手法です。WHO（世界保健機関）の水準で、教育・技術・実習を修了した者に対して与えられる資格です。

実際に日本に来てみると、栄養療法はやはりほかの世界の国々よりさらに悪い状況でした。医師は栄養のことはあまり知らず、栄養士は医師の言うままに従う法律になっており、医療の中に栄養療法があまりとり入れられないシステムになっているようです。

がんは、タバコやお酒はもとより食習慣、精神的問題、栄養失調、毒素の摂取や排出、環境汚染など、さまざまな要因が絡み合って発症すると考えられます。生活習慣を変える一つのポイントは食習慣にありますが、がんなどの難治の病気に対して科学的な食指導をしている医療機関は、日本にはほとんどありません。

そこでこの本では、日本人の食習慣に合わせた食べ物の選び方、サプリメントの意味と必要性について、できるだけ実際的、具体的に紹介したいと思います。

目次

第2章　日本人だけが知らない「がんの栄養学」
世界から遅れている日本の現状

第3章　これだけは知っておきたいがんと栄養の関係

第4章　がん患者は何を食べたらいいのか
がん細胞が住みにくい環境を作る

第5章　食べることをエンジョイする、がん患者のための食事法

がんになったら、何を食べたらいいの？

第1章

医者だけにまかせてはいけない理由

ほとんどの医者には栄養の知識がない

医師は栄養学を学んでいない

この本は、がんの代替医療の第一人者である水上治先生から、「エビデンスのある食事療法をきちんと紹介してほしい」と依頼されたことから始まったものですが、出版に当たってお手伝いしていただいた、私が尊敬する研究者である白川太郎博士が、私に「自然療法をやってきたことがうらやましい」と言われたことがあります。

白川博士は、私がオーストラリアで自然療法を勉強しているころ、アレルギーについて「Ｔｈ１／Ｔｈ２セオリー」という画期的な考え方をヒトで実証しました。この理論を簡単に説明すると、ばい菌が入ってきたときにパクパク食べてしまうＴｈ１を中心にした免疫と、「敵が来たぞ。大変だぁ～」と言って大騒ぎをして炎症を起こしてしまう免疫を中心としたＴｈ２が、シーソーのようにバランスをとるというものです。したがって例えば、アレルギーを患っている人が事故や出産などで出血をしたりするとＴｈ１が優勢になり、炎症を起こすＴｈ２がおとなしくなるというのです。この理論が出たおかげでアレルギーに対する自然療法はＴｈ１を賦活（＝活力を与えること）するような薬草などを使えばよいことになり、治療の論理性と選択基準が明確になったのです。

当時私は、その画期的なセオリーを考え出したのが日本人だとは思っていなかったのですが、その日本人こそが白川博士だったのです。世界でも論文の参照率が大変高い、文字通り世界レベルの博士です。現在では一般的に知られるようになり、このセオリーを知らない免疫学者もナチュロパスもいないほど、有名なセオリーです。

実は、白川先生はその後、オックスフォードから京都大学に移ってがんの研究などを行うのですが、患者さんが摂っているサプリがいい加減なものだということを証明しようとしたところ、なかには意外と良い結果が出るものがあると、サプリの効果を立証してしまいました。逆に、ステージ４の抗がん剤は効果がないことを論理的に証明したにもかかわらず、大学からは認められず京都大学を追い出されたという経歴を持っています。週刊誌ではいろいろ脚色されて騒がれていたようですが、私は実際に多くの患者様を共有して仕事をさせていただき、科学者として人間として全く大変実直な方だと感心いたします。

その白川博士が学んできたのは、西洋医学です。そして白川博士は、「私が自然療法を勉強しているころは、ビタミンの働き程度は知っていたけれど栄養学などまったく勉強していない」と言います。白川博士が京大で教授をしていたときも、栄養学はカリキュラムには入っていなかったそうです。

実際、医学校で栄養学についてしっかり教えているところはほとんどありません。ちなみに、私の時代のナチュロパスのコースでは、栄養学だけで２４０時間ほど勉強しました。その後も、オーストラリアにおいて資格を維持するための単位のほとんどは、臨床栄養学を勉強します。

臨床栄養学（クリニカルニュートリション）と言うのは、「健康を維持する」ための栄養学とは違い、積極的に「病気を治す」ために研究された情報から栄養素を選択し、病気をコントロールする治療法です。

メディカルドクターは薬物と手術の使い方を学ぶだけ

語弊があるといけないのできちんと申し上げておきますが、医師は莫大な量の教育を受けていますし、頭脳明晰な人たちが多いのはまぎれもない事実です。しかし受けている教育内容は、解剖生理学、病理学など基礎医学から始まり、各部位別の勉強、問題に対する処置は医学的処置、つまり手術や薬物療法が主な技術となります。

最近でこそ、東洋医学や栄養療法をカリキュラムに入れている学校もありますが、少なくとも今現役で医師として仕事をされている年代の医師たちは、そのようなことを学校では勉強していませんでした。

もちろんこのような知識と技術は大変重要ですが、これですべての病気が治るわけではありません。急病や怪我などの救急には絶対的な力を発揮しますが、反面、慢性病や精神的影響が肉体に影響するような病気には、現代医療はあまり優れた治療法とは言えません。

アメリカの医学校では少し前から栄養学を取り入れる動きがありますが、その反面、いまさら栄養学と言われてもそれをこなせるだけの時間もないという医学校もあります。しかし欧米はタテ社会である日本と違って、ヨコに広がりがある社会なので、栄養学的な臨床研究も進んでおり、現代医療と同時に積極的に栄養学を取り入れる医療機関も少なからずあるのです。

特に1985年ごろから、「抗がん剤は効果がない」と多くの新聞や専門誌でも取り上げられるようになり、また逆に1994年には栄養補助食品健康教育法（DSHEA）が制定され、サプリメントの効用を科学的に証明すれば、その効用を謳って販売できるようになってきました。

米国では、ほとんどの現役の医師たちがサプリメントを使っていますし、実践に応用してきました。それが、最近のがんの死亡率の低下に結びついているといわれています。治療の現場は主に三大治療（手術、抗がん剤、放射線）で行われていますが、この方法での治療効果は、統計学的に見るとあまり高いとは言いがたいのが現状です。

少し古い話ですが、1988年のグリーンバーク氏らの調査によれば、肺がんの患者において、治療を受けなかった人と比べて、大金を使いいかなる治療法を受けた人も、その寿命には影響なかったといいます。(Social and economic factors in the choice of lung cancer treatment.)

もちろん、すべての医学的な処置に効果がないわけではありません。しかし、わずかな期間の延命を目的とした治療が数多く行われているのも事実なのです。

何でも口出しする日本の医師と越権行為をしない欧米の医師

友人の管理栄養士は、いつも医師とは言い争いになるといいます。彼女は腎臓透析の患者の栄養を担当しています。食事の状態や体の様子を見ながら特定のサプリメントや栄養指導をするのですが、医師にはそれが気にくわないのです。「自分の言った事だけしていればいい」と彼女に言うそうです。管理栄養士は、れっきとした国家資格者です。それに栄養の素人の医師が横やりを入れるわけです。私が長年住んでいたオーストラリアでは、まったく考えられないことです。

たとえば、糖尿病やがんなどの慢性疾患で問題が起きているとき、生活習慣に関する一日の運動量や食事の指導は運動療法師や栄養士が行います。医師がそのような越権行為をすれば、訴えられかねません。

ところが、日本では状況が一変します。栄養に関する国家資格を持っている管理栄養士に医師が食事の指示をするという奇妙なことが実際に行われているのです。もちろん、医師にそれだけ十分な知識があればまだいいのですが、現実は前述したように、医学校では栄養学がカリキュラムに入っていません。

知り合いのアメリカの糖尿病の専門医、ジョセフ・プレンダーガスト博士（私は彼の弟子を自称しています）のところでは、通常は30％程度の糖尿病患者の合併症発生率が、なんと1％程度しかいないといいます。Dr・ジョーはL―アルギニンの研究者であり栄養療法で糖尿病患者を診ています。自身も遺伝性の特殊な糖謝障害で37歳のときに血管年齢が80歳といわれた経歴があります。その当時、スタンフォード大学でL―アルギニンがノーベル賞をとれるという情報から彼自身も研究に参加し、現在は糖尿病の専門医として活躍しています。

そのような研究者でさえ、患者への栄養の指示や運動指導は専門家に任せるといいます。実際、そのような指示を患者にすることは越権行為だからです。

ちなみに70歳を過ぎた彼の血管年齢は10代です。彼にとって、循環器疾患は過去の病気になっているのです。

日本の管理栄養士の実情

管理栄養士養成過程（4年間）は、栄養学関連の科目だけで22単位、およそ５００時間です。医師はやっても1単位程度です。管理栄養士は日本における栄養に関する専門家だと言えます。

オーストラリアなどの栄養士養成プログラムと比較したところ、日本では給食、調理、衛生学の授業数が多いのに対して、欧米では生理学、生化学、解剖生理学、病理学など、臨床で勤務することをふまえたような体の成り立ちと病気関連の科目に重きを置いています。

友人の管理栄養士に聞くと、日本では病態栄養管理、給食、衛生管理、薬事まで食品周りすべてを栄養士にやらせようとする感じで、栄養士＝給食を作る人というもったいない人材の使い方です。実際病院でも介護施設でも学校でも、管理栄養士が調理に携わっている施設が多いです。

また、臨床現場勤務を目指して管理栄養士養成校に入学しても全国平均1病院あたりの管理栄養士配置は平均1名以下。そのためとりあえず大病院に就職して、空きが出るまで調理場で修行、空きが出る頃には結婚退職、という管理栄養士がとても多いといいます。

そのような状態なので、実態に合わせると給食管理を教え込む方がより実用的で、臨床に力を入れるカリキュラムにする必要性がないのだそうです。

最近では新卒や、子育て後に復帰する栄養士も増え、メタボ健診プログラム、在宅訪問栄養に栄養士を配置する制度が出来ました。やっと人材の有効利用ができてきたわけですが、栄養士にしてみれば全くもどかしく、「栄養士がもっと早く介入していたら、より早く回復できたり病状軽減できたりするのに…」と思う症例が多いといいます。

アメリカの医師は代替療法を学んでいる

以下は、外務省の在外公館医務官情報からのアメリカの医療費の抜粋です。

「米国の医療費は非常に高額です。その中でも、ニューヨーク市マンハッタン区の医療費は同区外の2倍から3倍ともいわれており、一般の初診料は150ドルから300ドル、専門医を受診すると200ドルから500ドル、入院した場合は室料だけで1日数千ドルの請求を受けます。例えば、急性虫垂炎で入院し手術後腹膜炎を併発したケース（8日入院）は7万ドル、上腕骨骨折で入院手術（1日入院）は1万5000ドル、貧血による入院（2日入院、保存療法施行）で2万ドル、自然気胸のドレナージ処置（6日入院、手術無し）で8万ドルの請求が実際にされています。治療費は、診察料、施設利用料、血液検査代、画像検査代、薬品代などとそれぞれ別個に請求されるので注意する必要があります」

このようにアメリカでは、医療制度上、治療費が恐ろしく高いのでみんな病気にならないという実情があります。そこである程度の高額所得者は、病気にならないため様々な情報収集をしています。特に高額所得者の健康に対する意識はかなりのものです。今ではインターネットの普及で一般の人でもサプリメントなどの情報が簡単、かつ豊富に手に入るので、健康オタクとも言える彼らの知識量は私たちでもびっくりします。ましてや代替補完医療（CAM）に無知な医師では、とても太刀打ちできないでしょう。

2002年のハワードシャピロー博士らの調査によれば、「医師はCAMについてどのように患者と話をしたらいいのか教育を受けていないので、不快を感じる」という問題について、84%の医師がCAMについての知識を学びたいと回答しました。患者らは自分の病気に効きそうなサプリメントの情報をインターネットで調べ、それを主治医のところに持っていくのです。科学的な論文ですから医師もそれを無視することができません。まじめな医師ほど、その病気に対して自分の知らないことを聞かれるのが、大変苦痛なのです。

またあるアメリカの調査では、患者の60％は医師にサプリメントの使用について話していないといいます。さらに、医師の40％は患者にサプリメントの使用について質問していないといいます。（C. Lee Ventola. 2010）

患者も医師もみなサプリメントを摂っているアメリカでは、薬を処方する時でもサプリメントとの相互作用を考えないわけにはいかなくなってきました。日本のようにサプリメントを食品扱いとして、その効果を認めていないのであれば、そのようなことを医師が知る必要がないのですが、アメリカではサプリメントの効能を認めているので、薬と同じような効果をもたらすサプリメントは特にその相互作用を考えないわけにはいかないのです。

そこで、医師や薬剤師に対する**ＣＡＭ（補填・代替医療）使用のガイドライン**が作られました。また現在、アメリカの１３０の医療学校の調査をしたところ、約50％の医療大学でなんらかのＣＡＭを教えているといいます。（Cowen VS. 2015）

「がんの病院食」で検索すると、がんが喜ぶ食事がいっぱい出てくる

「がんの病院食」で検索をかけると、非常にびっくりします。一汁三菜ではないですが、ご飯を食べるためにおかずがある、といった献立が多いのです。もともと日本人は、とても炭水化物好きです。しかし多くの病院の食事は、がんの特殊な糖代謝を全く意識していないのです。

がん細胞の特徴のひとつは、糖分から乳酸を作ることです。がんの大好物は糖なのです。白いご飯や白い食パンやうどんなどは、胃の中で皆ブドウ糖に変換されてしまいます。つまりこれらはがんの大好物なのです。ところが困ったことに日本人はその白いご飯や白いパンが大好きなんです。

もともと日本人の食生活は、肉体労働をする人に適したものです。しかし現在のライフスタイルは椅子に座っていることが多く、昔のように外でよく働いていた時代とは異なります。ところが日本人の好む食生活はあまり変わっておらず、炭水化物や糖

分を取り過ぎてしまいます。このことは、がんの患者さんにとっては命取りです。

がんを代謝から見ると、糖代謝の異常という言い方ができます。このことは後で詳しく説明しますが、簡単に言えば、がんは普通の細胞より大量にブドウ糖を取り込むこと。そのブドウ糖のみががんの栄養源であるということ。そして、そのときに大量の乳酸を作るということです。

ここで、日本のごはんを代表する昼ご飯を考えてみましょう。カツ丼、焼肉定食、そば、うどん、ラーメン……どれをとっても糖質が主体です。日本人は基本的に高炭水化物食を好むということを知っておくべきでしょう。

ご飯を食べるためにおかずを食べるという考え方が、病院の献立を考える栄養士にさえ、基本的にあるようです。

献立を考えるときは「一汁三菜」とよく言われますが、それを基準にしてカロリー制限を脂質と炭水化物で行う方が多いようです。フードピラミッドと言われる、どのような食べ物をどのぐらい食べたらいいのか図で示したものがあります。そしてそのピラミッドの底辺は炭水化物です。つまりガンの好きな糖質をエネルギー源としている、あまり勧められない献立なのです。

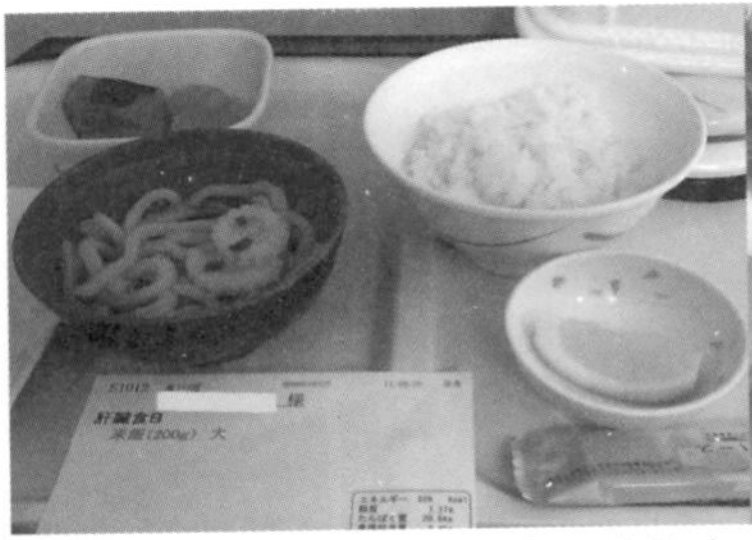
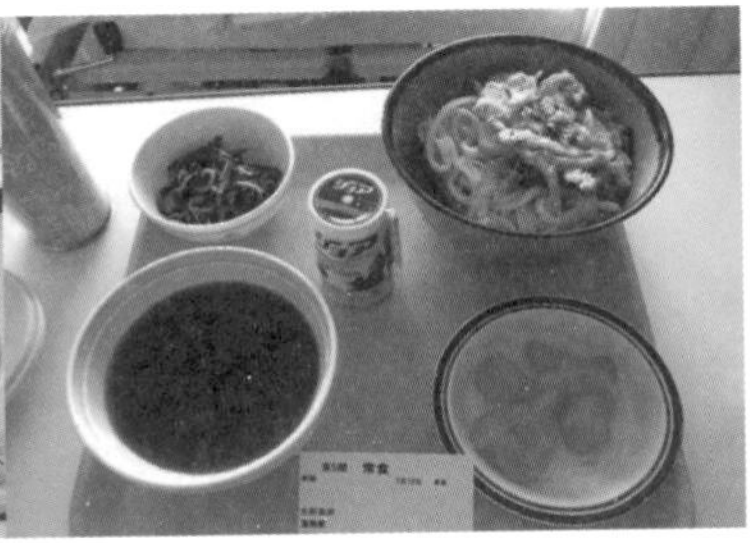

写真１／写真２　ある日本の病院食

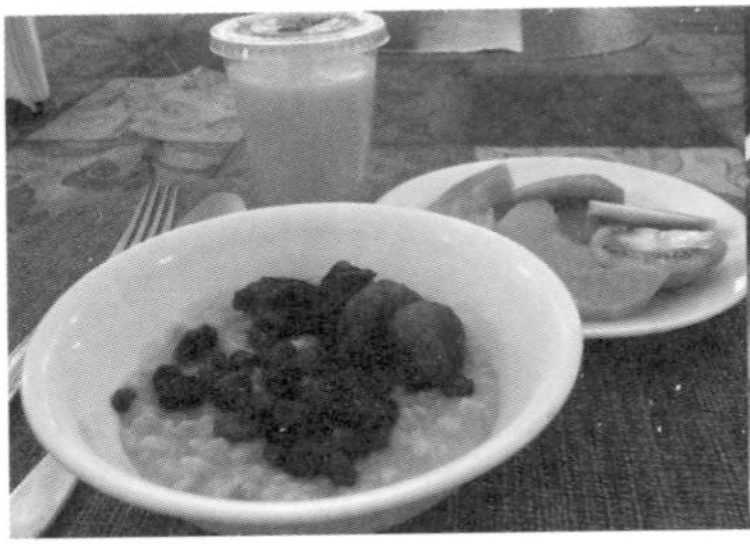
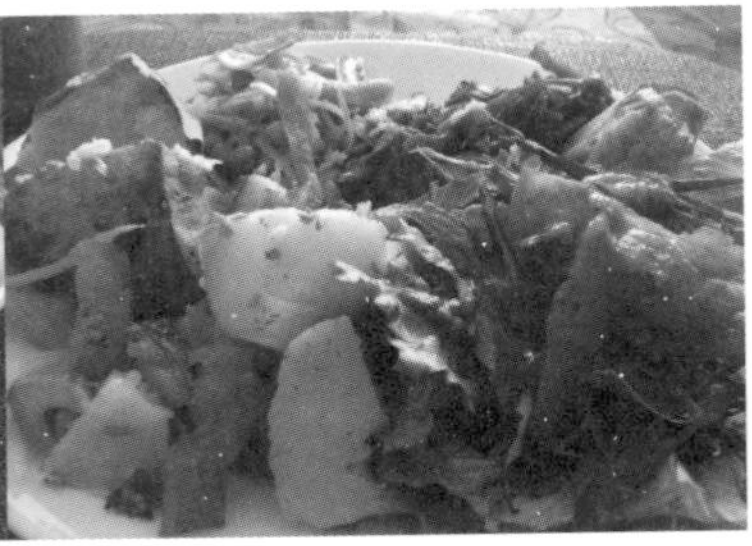

写真３／写真４　あるメキシコ・ティファナの病院食

しかしながら、日本では「炭水化物を必要以上に摂らないこと」と「糖質を抑えること」という考え方がまだ浸透しているとは言いがたいのが現状です。糖尿病食などを見ると、食事の全体量を減らしている病院も少なからずあるはずです。また、患者さんのほうにも、ご飯を減らす食事には強い抵抗があるようです。

　また、「自分は甘いものを控えている」と言う方がいますが、その中にはご飯やせんべいを糖質と考えていない方も多くいらっしゃいます。体の中では、せんべいも砂糖も同じように働いてしまうのです。

本来であれば、病院食は低糖質ダイエットや高脂質ダイエットのほうが良いことになるのですが、日本の病院では、カロリーをご飯で調整し塩分と脂質の制限をしていくことを中心に考えているようです。欧米諸国では、肥満は健康に一番大きなダメージを与えています。しかし日本では健康の一番の問題は肥満ではなくむしろやせ過ぎなのです。

日本人の新型栄養失調

日本では、今二つの新型栄養失調が問題になっています。

まず一つは、70歳以上の日本人の5人に1人は陥っているといわれている新型栄養失調で、血液の中にあるアルブミンというタンパク質が少なくなってしまっている人のことです。このような人は筋肉量も少ないのですが、血中のタンパク質が減ってしまうと免疫細胞をすら作れない危険な状態に陥ります。こういった危険なレベルの栄養失調が年配の方の20％いるということは、高齢者の健康にとって重大な問題です。

今どき栄養失調と思うかもしれませんが、国民健康栄養調査では、70歳以上の高齢者の栄養失調、特にタンパク質が不足していることが問題になっています。その原因は高齢者の偏食で、さっぱりしたものを好む高齢者はタンパク質が不足する傾向にあるようです。

それだけではありません。実は日本人は欧米人から比べて胃酸が少ない民族なのです。日本人の高齢者の70％近くに、この低胃酸症が見られるという研究があります。低胃酸ではタンパク質を分解することはできません。タンパク質を分解できなければ、タンパク質とそれに含まれている栄養素を吸収することはできないのです。タンパク質を消化できないために低胃酸の方はあっさりとしたもの、たとえば漬物に味噌汁とご飯とか、梅干しでお茶づけなどを好んで食べる傾向にあります。これらの症状は、年をとって急に起こるとは限りません。もともと胃弱の人は早い時期からさっぱりしたものを好む傾向がありますので、豆腐やゼラチンなど動物性または植物性のタンパク質をしっかりとるようにします。また、梅干しやセンブリ、できれば消化酵素も同時に摂ってください。

そしてもう一つの新型栄養失調は、きちんと食べていても食べ物の中に栄養素が入っていないことから起こります。日本で採れている野菜の栄養は、昔と比べるとずいぶん少なくなっているといわれています。スーパーなどで売っている弁当の多くは、ゆで人参、ゆでタケノコ、などの加工野菜を使ったものが多くあります。そのような加工野菜では、水溶性の栄養素の多くは流れ落ちてしまっています。

つまり、理論上は十分栄養が摂れているはずなのに、実際には栄養が摂取できていないというわけです。自分では栄養をしっかり摂っているつもりでも摂れていないのです。

生ジュースやフルボ酸は、そのような栄養の補給に優れた方法です。

栄養失調だと死亡率が通常の3倍にはね上がる

2008年にシドニーの二つの病院で入院患者の栄養状態を調べたところ、36%の患者に栄養失調がみられました。そして、低栄養の患者の12か月での死亡率は、ほかの患者に比べて約3倍高かったこともわかりました。

これは、栄養失調の患者さんが急に増えたということではありません。今まで栄養のことを医学会では気にしていなかったので、検査すらされてこなかっただけなのです。

日本ではメタボ検診を盛んに勧めていますが、実はがん死亡も心疾患も、あまり軽度の肥満とは関係がなく、日本では男女ともBMI27からわずかに死亡率は上がりますが有意に上がるのはBMI30以上です（BMIが27の例：身長170センチ・体重78キロの人）。

それでは、やせている方はといえば、なんとBMI23未満の男性では、がんの死亡

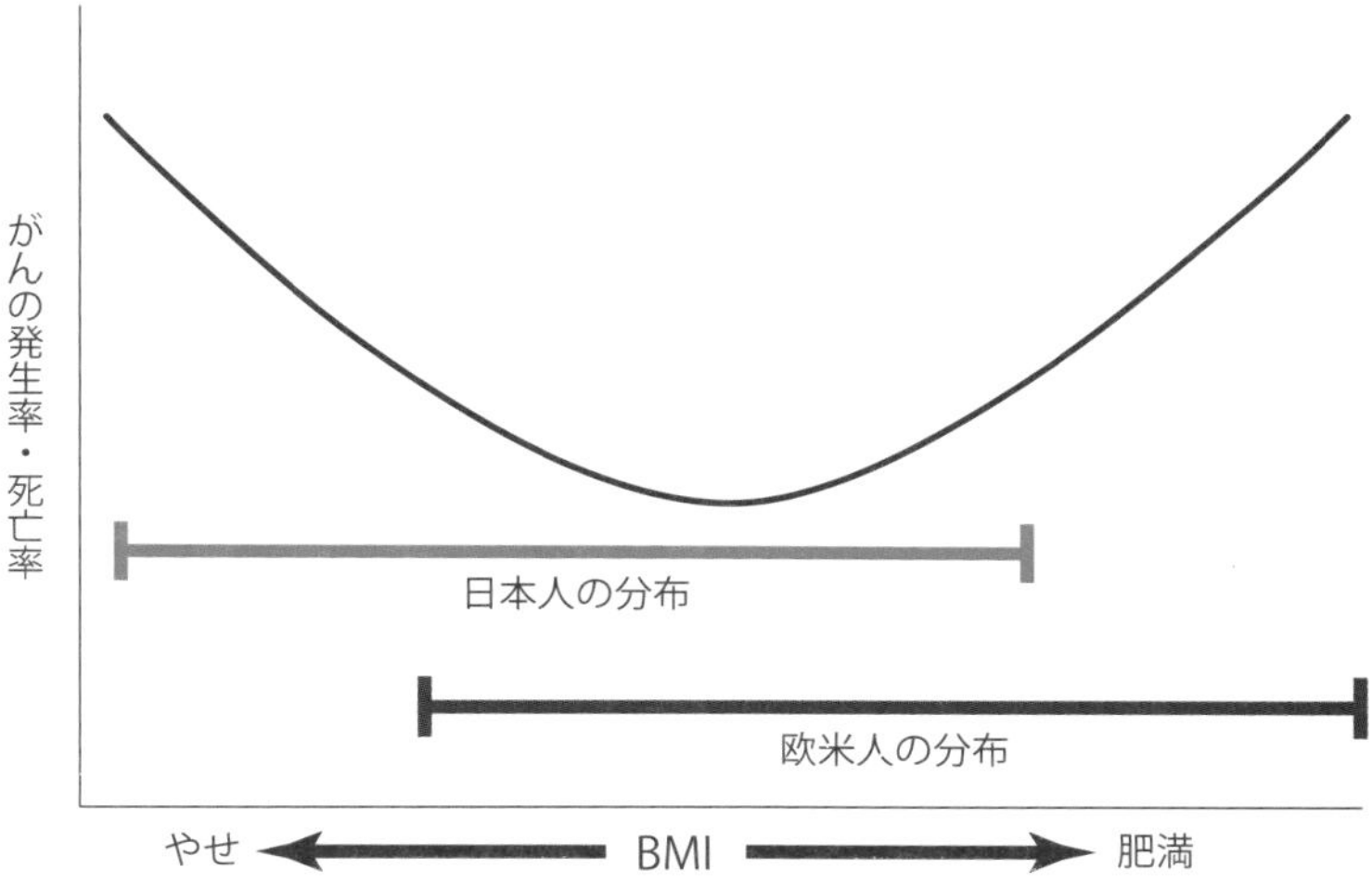

肥満とがんとの関係

率は高くなるのです（ＢＭＩ23の例：身長１７０センチ・体重66・５キロの人）。

そして日本ではＢＭＩ23未満の男性は、人口の44％もいます。これは、ＢＭＩ27以上のリスクグループである11％より４倍も多いのです。つまり、やせているほうが危険で、その人数ははるかに多いということになります。

肥満を問題視するほうがさまざまな薬を売ることができるため、循環器学会では基準値を高め高めに変更してきました。しかし、本当に気をつけなくてはいけないのはやせている人なのです。

これまで医学では、がんの治療に栄養の状態など考えていませんでした。しかし、このような栄養の問題は、がん患者さんでは潜在的に多くあったことが予想できます。

実は栄養失調は肥満にもやせにもあります。肥満になる方は代謝が低いのが原因かも知れません。特に低体温ならそのように考えます。やせは、栄養不足か、吸収が悪いのかも知れません。甘い物を多食すれば、ビタミンB１などを大量に消費します。そのために糖を活用できなくなりインシュリンが多く出ます。血中インシュリンの高い状態はガンを促進させてしまいます。

非常にやせていると、将来がんになりやすい

国立がん研究センター予防研究グループによる調査では、「調査開始時の身長と体

重から肥満度（ＢＭＩ：体重（kg）÷［身長（m）］^{2}）を算出し、それを７グループに分けて、その後のがん全体の発生率を比較してみました。調査開始から約10年間の追跡期間中に、調査対象者約９万人のうち、約５０００人が何らかのがんにかかりました。

男性では、ＢＭＩが21～29では、がん全体の発生率はほとんど同じでしたが、21未満のやせているグループと30以上の非常に太っているグループで発生率が高くなるＵ字型の傾向がみられました。特に、非常にやせているグループでのがん全体の発生率の増加は顕著で、ＢＭＩが19未満の最もやせているグループの発生率は、ＢＭＩが23～24のグループと比較して、約30％高くなっていました。

よく、がんになった結果やせたのではないか、といわれますが、研究が始まって数年間以内にがんにかかった人を除いても同じ結果だったので、もともと非常にやせているということで、将来がんになりやすいのではないかと考えられます。一方、女性では、太っていてもやせていても、その後のがん全体の発生率には特に違いがみられませんでした。」と言っています。

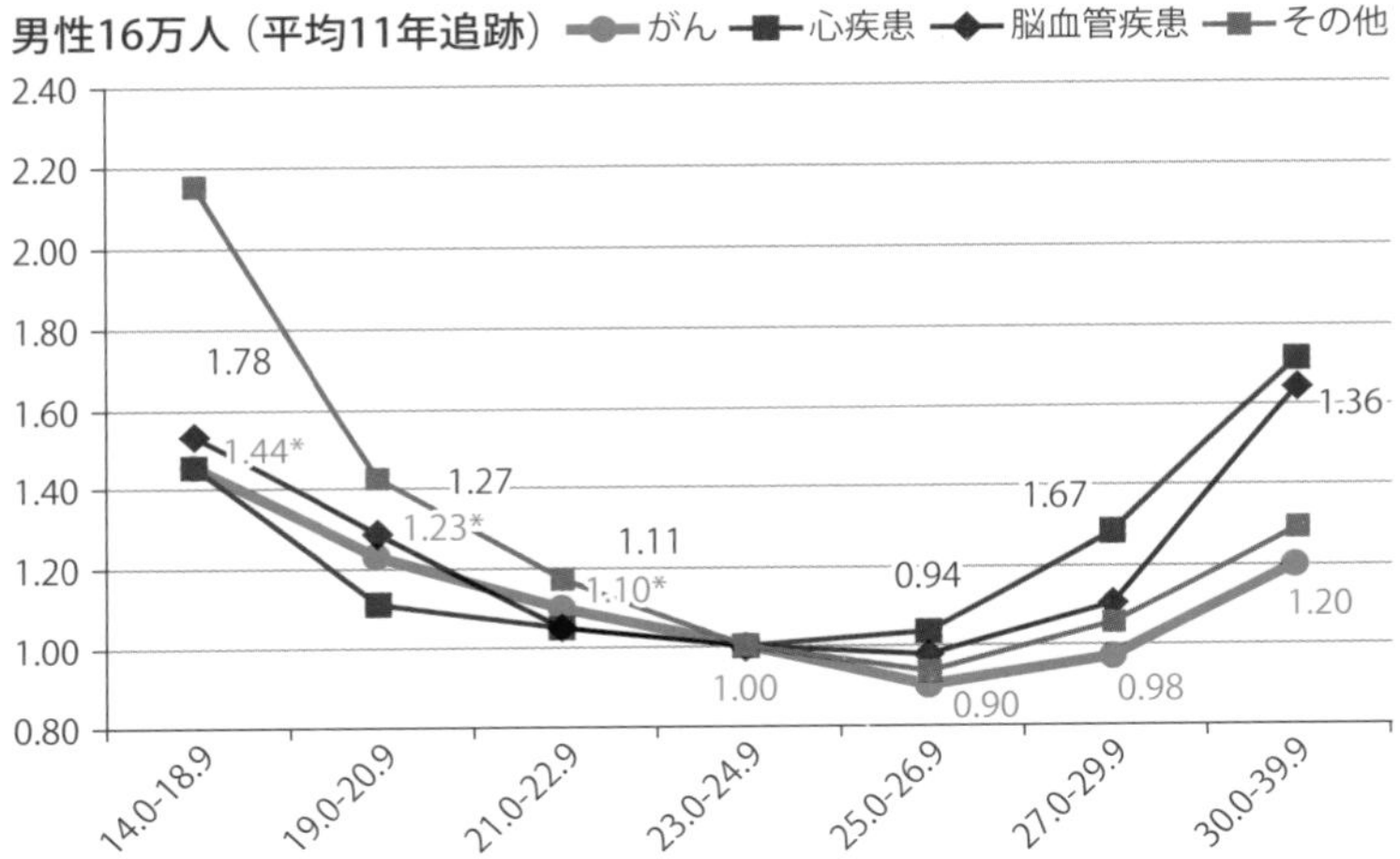

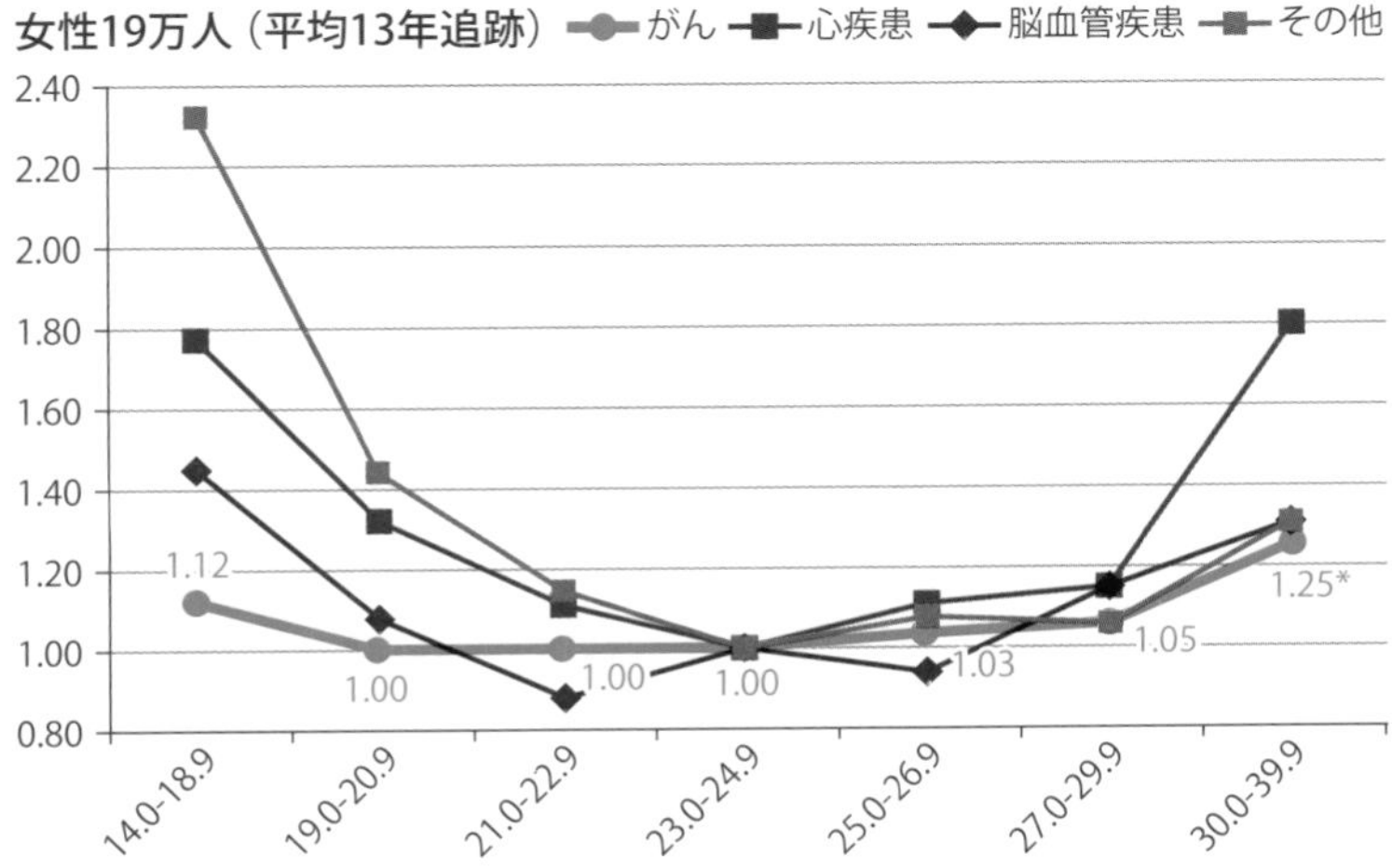

全死亡率

独）国立ガンセンターがん予防・検診研究センター／肥満指数（BMI）とガン発生率との関係

肥満度の判定基準（日本肥満学会2000）

	ＢＭＩ
低体重（やせ）	18.5未満
普通体重	18.5以上　25未満
肥満（１度）	25以上　30未満
肥満（２度）	30以上　35未満
肥満（３度）	35以上　40未満
肥満（４度）	40以上

全死亡率が一番低いのはＢＭＩ21〜26・9です。0・1％の死亡率の上昇を重要と考えないのであれば、ＢＭＩ30未満なら体重に気をつける必要はないといえます。むしろ普通体重であるＢＭＩ21未満のやせている男性のリスクが高いのです。

個別のがんに関しては大腸がん・閉経後乳がんなどはＢＭＩ27ぐらいからリスクが高くなります。

しかし普通体重と言われるＢＭＩ21未満で、すでに男性の死亡率もがんの発生率も上がっているのです。女性の場合は大変やせているか逆に太っていることでリスクが上がりますが、更年期をすぎた女性の場合はＢＭＩ27ぐらいの軽度の肥満から特に女性ホルモン依存性がんのリスクが上がります。

日本の食事療法の問題点

今、抗がん剤の副作用の問題について、多くの出版物が出ています。そして、抗がん剤を使う人も使わない人も、薬だけに頼るのではなく、さまざまなサプリメントや食事療法を試しています。

ところが、そのことについての正しい情報が出されていません。海外の食事療法では、その療法の科学的根拠や臨床研究などがあるのですが、日本ではあまりそうしたデータがないのです。

サプリメントについては「効く」といえば薬事法に引っかかるため、友達が効いたからとか周囲の人に勧められたから、みんなが飲んでいるからなどの情報が多いようです。

また今、ファスティングという絶食がはやっていますが、これらのダイエットはクレンジングダイエット（体の汚れを落としていくようなダイエット）になります。

これらの情報のいくつかは、欧米から入ってきた正しい情報を元に行われています。ただし、がんに対してのダイエットとしてはあまり研究されていないように感じます。

忘れてほしくないのは、日本人の場合はやせている人のリスクが高いことからもまずは栄養失調を疑うべきだということです。

特に悪液質（がんが原因で筋肉・脂肪がどんどん減少する症状）といわれる、自分の筋肉を消費してしまうような状況が起きているときは、すぐにカロリー制限などをやめなければいけません。

最近悪液質は、炎症により脂肪が消化され、そこから出る物質によって筋肉が減少するというメカニズムがわかってきました。しかしそのようなとき、どんなダイエットやサプリメントが適切か説明している人はほとんどいません。

がん患者さんの病状でいちばん厄介なのは、患者さんの状態がめまぐるしく変化したとき、そのたびに適切な対応が必要になるということです。あるときは薬の副作用で、またあるときは病気からくる吐き気や痛みで仕事や家族の不安、さらには医療機関の対応への不満までありますので、本当に難しい病気と言えます。日本ではこれに加えて、病気の方への栄養指導をできる方が少ないという問題があるのです。

ゲルソン療養、マクロビオティック・玄米菜食——それぞれの特徴と問題点

ゲルソン療法

ゲルソン博士は学生時代、自らの偏頭痛をジュースダイエットで治し、また医師になってからは多くの結核患者にジュースダイエットをベースに治療し、がん治療にもその方法を適用したといいます。その結核患者にはシュバイツアー博士の奥様も含まれており、シュバイツアー博士自身も自らの糖尿病を治しています。シュバイツアー博士はゲルソン博士のことを最高の医師として絶賛しています。ゲルソン博士はその後ドイツにおけるユダヤ人の迫害から逃れてアメリカに渡りました。

アメリカでもがんの患者に対し良好な結果を出したゲルソン博士は、1946年7月、がん治療のために100億ドルの予算を検討する米国上院議会でのペパー＝ニーリーがん対策予算公聴会に招かれます。そこで、5例の末期がんを治癒した患者らと出席し、その経緯と結果を発表すると、それを評価した議会は、補助金の支給を決定しました。

それに感動したABCのブロードキャスト、レイモンドグラムスイングが「がんの治療法は発見された」と報道したのが米国医師会の耳に入りました。その後、間もなく議会に4人の医師が送り込まれ、結局この話はアメリカ医師会によって潰されてしまいました。その後も医師免許剥奪などアメリカ医師会の手による多くの迫害に遭いながら、最後は毒殺されたといわれています。それほどがん産業を独占したかったアメリカ医師会に恐れられたのは、ゲルソン療法ががん患者の高い生存率を出したためです。

さて、そのゲルソン療法の基本は、食事やサプリメントによる栄養療法で、食事では、塩分を極度に制限し、有機の果物・野菜ジュースを大量に飲用。1時間おきにグラス1杯、1日に計13杯を飲むなどして、解毒とともにがん細胞内の異常な電解質を改善するため、高カリウム低ナトリウムのニンジンジュースにより細胞の低下している代謝を上げ、体をアルカリ体質にして、コーヒー浣腸で肝臓解毒と大腸、肝臓のクレンジングをすることを中心に行われます。野菜ジュースは低カロリーと思われていますが、その糖質は意外に多く、1日のトータルは3000カロリー近くになります。そのほか科学の進歩とともに使うサプリメントや地域性などでバリエーションがありますが、きちんとした指導の下で行わないと良い結果が得られないのは言うまでもありません。

〔ポイント〕

1. 無塩食
2. 油脂類と動物性タンパク質の制限
3. 大量かつ多種類の野菜ジュース
4. コーヒー浣腸

〔問題点〕

このように優れた栄養療法であるゲルソン療法ですが、水上治先生はゲルソン療法における低ナトリウム症には十分に注意が必要だと警鐘を鳴らしています。

血液に含まれるナトリウムは、通常摂る食塩量を排泄するように調整されています。日本人の場合1日に12gから15gくらいの塩分を摂っていますが、体の中の塩分濃度が高くならないのは同程度の塩分が排出されているからです。ですから急に減塩すると、排出する方の量は急には変わらないので、塩分が急速に不足する恐れがあります。さらに夏場に大量の汗をかけば一気に低ナトリウム血症になってしまいます。これは命にかかわる重大な問題です。ゲルソン博士はミネラルバランスなどかなり注意深く患者を見ていたと思いますが、今の日本の医療機関ではミネラルバランスなど栄養状態の管理ができるのか疑問があります。

また、ゲルソン療法に限らず、生野菜は自ら分解する酵素を保有しているので、消化器では酵素を作る必要はありません。消化にほとんど負担をかけないため、摂食熱産生を著しく低下させます。つまり食事を摂っても体が冷えるということになります。

これを防ぐためには乾燥した生姜や六君子湯など、体を温めるハーブを摂ったり外部から熱を与えたりします。

生野菜のメリットは大変大きいのですが、体があまりに冷える時には温めて飲む方法もあります。（ソースパンに移し、指がチクンとする（70度）程度に温めます）

マクロビオティック・玄米菜食

マクロビオティックでは、陰陽のバランスを考えながら、玄米を中心に菜食にするのがメインの考え方でしょう。陰陽に分類する方法は哲学的ですのでここでは触れません。肉食に関してはおおむね否定しています。ゲルソン療法でもそうですが、毒を体に入れないことと解毒することに重点が置かれます。玄米にはビタミンB群をはじめ、必須ミネラルなども多く含まれており、ゆえに玄米は完全食ともいわれています。

血液型ダイエットという、DNAから見た先祖のタイプによって食べ物を変える食事療法を元に考えると、すべての人にとって玄米が完全食であるとは言えないようですが、日本では、このような玄米菜食・マクロビオティックを基本の食事に据えることは良い方法だと思います。私はがんの患者さんには玄米や発酵食品、そしてできるだけ多くの生野菜を摂るように指導しますが、これは不溶性食物繊維と水溶性食物繊維を両方摂ることで毒素の排出と腸内環境の多様性（善玉も悪玉もバランス良く存在する環境）を作ることを目的としています。

〔玄米の問題点〕

玄米は、残留農薬などの規制対象にはなっていませんので、信頼できる有機農法の玄米を買わなければ、かえって毒を摂ることになってしまいかねません。

玄米そのものを食べたがらない方もいると思います。そのときは5分づきや7分づきで精米をしてもらうとかなり食べやすくなります。また量的に食べ過ぎてしまう人は、コンニャクで作ったお米の代用品（マンナンライス）などを混ぜて満腹感を得る方法もあります。

〔菜食の問題点〕

加熱した野菜と生の野菜はどちらかよいのか？ということもよく聞かれます。

加熱した野菜は細胞膜が破壊され、栄養素が流失しますが、加熱しなければ栄養素の吸収はあまり良くありません。加熱していない野菜には多くの酵素が含まれており、消化の助けをするだけでなく、抗がん作用や抗炎症作用が期待できます。加熱した野菜は味覚と栄養素の吸収率の点で優れています。野菜の煮物、野菜炒め、また生の野菜ジュースなど、おいしく食べることも重要だと思います。酵素ジュースというものも最近話題になっていますが、これもまた優れた食事療法なので後述します。

〔タンパク質について〕

さて、今までタンパク質は、アミノ酸まで分解されるという学説に基づいて消化を考えていましたが、近年の研究ではトリペプチドの形で吸収されることがわかっています。この理論に基づくと、摂取するタンパク質によって、体の中での再利用のされ方に違いが現れます。つまり肉を作りたかったら動物性タンパク質を食べたほうがいいということです。消化の良いゼラチンで動物性タンパク質を摂ることも可能ですが、トリプトファンが欠損しているので、ニンジンなどで補う必要があります。経験的に牛肉は避けるようにしています。また動物性脂質には脂溶性の毒素がたまりやすいので、できるだけ摂らないようにします。卵は積極的に摂るように勧めています。

個人的な考えですが、筋肉がやせたり、血中タンパク質が不足している場合は、魚など動物性タンパク質をとることも良い選択だと思います。しかしながら消化能力が落ちている場合は、できるだけ消化しやすい料理にして、タンパク質分解酵素を同時に摂ることを勧めています。

菜食でタンパク質は不足する事が多いので注意します。腸内菌にもよるかと思いますが、もともと菜食の人々は腸内でタンパク質合成を行うようですが、一般的には戦前の栄養状態に戻ると思うべきでしょう。

3つを組み合わせた食事療法もよく見られるが…

現在日本で出版されている本を見てみると、流行のゲルソン療法や玄米菜食とマクロビオティックなどを組み合わせているだけで、オリジナルの食事療法だと提唱しているものも少なからずあります。

玄米菜食やマクロビオティックなどには哲学的な考え方も含まれますので、一概に評価はできませんが、玄米を中心にし、菜食を主にしたダイエットと言えます。この辺はいいとこ取りをすればいいと思います。しかし長期にわたる特殊な食事は返って健康を損なうこともあります。日本で提唱されている食事療法は大変特殊だと思いますが、論理的にがんの代謝にどのように良い結果を生むのか説明できませんし、マクロビオティックではその創始者を始め長期的には悪い結果をもたらした方も多くいるようです。しかしこういった食事は、欧米人のように大量に動物性たんぱくを摂る人たちには評価が高いのです。

戦後、動物性食品が多く食べられるようになると、日本人の寿命も次第に延び始めます。タンパク質の摂取量とともに病気の種類も変化してきました。それまでは非常に多かった結核をはじめとした感染症は昭和20年代から30年代には激減し、脳卒中に変わります。昭和40年代以降には脳卒中も減り、昭和50年代に死亡率第一位はがんに変わりました。玄米菜食やマクロビオティックを徹底すると、おそらく昭和20年から30年代の健康状態に戻ると思われます。

したがって解毒が目的であっても、徹底したダイエットは1～2か月で見直すほうがいいと思います。初期において体が解毒を始めると頭痛が起きたり肝臓に負担をかけたりします。毒は水に溶けると尿になって体の外に出てしまいますので、多くは脂肪に溶けています。糖質が減れば脂肪を燃やそうとしますので、脂肪とともに毒素は肝臓へと移行します。このとき肝臓の解毒能力が低下していれば、吐き気や頭痛が起こります。あまり激しいようならば、少しの糖質と水分を野菜ジュースなどで摂りながら解毒のペースを落とし、肝臓解毒を促進させます。

解毒はこのように、どこにどのくらい負担をかけているのか？　どのように負担を減らすか？を考えながら行う必要があります。肝臓機能が低下しているがんの患者さんは、肝臓に負担をかけ過ぎないことも重要です。必要であれば肝臓を保護しながら解毒を促進するサプリメントも有効です。

前にもお話ししたとおり、がん細胞のえさは糖です。タンパク質・脂質はがん細胞のエネルギー源になりません。そこでがんの代謝を考えるとがん細胞を兵糧攻めにする低糖質ダイエットが理想的ですが、脂質が非常に少ない日本の食事情を考えながら、その人にあったダイエットを考えなければなりません。

欧米では2000年ごろから、アトキンズダイエットをはじめとした高タンパク質ダイエット、炭水化物、タンパク質、脂質のバランスを4：3：3にしたゾーンダイエット、脂質を中心としたケトジェニックダイエットなど、いくつかの徹底したダイエットによる研究が行われその結果も出ています。

ところが日本では、このような研究は行われていませんので、日本型食事のメリットデメリットはいつまでたってもわかりませんし、病院食では相変わらず高炭水化物ダイエットをやめようとはしていないのです。

日本人にありがちな栄養失調の現実

胃酸減少症

厚生労働省の日本人の栄養状態調査では、日本人がどのくらいどのような食品をとっているか調査し、判断しています。しかし、食べた食品はすべて栄養として吸収されているのでしょうか。

たとえば、胃酸の濃度は栄養素の吸収に大きな影響を持っています。低胃酸ではタンパク質を分解できないため、タンパク質とタンパク質に結合している栄養素は吸収することができません。胃酸は通常年齢とともに減る傾向にありますが、日本人は欧米人に比べて低胃酸の割合が大変高くなっています。

森原元彦氏らの研究によれば、60歳を超えると70％以上の日本人は胃酸減少になっています。胃酸濃度が低いとタンパク質を分解できず、タンパク質にくっついているビタミン・ミネラルを吸収できません。また胃で分解できていないタンパク質が腸に行くことで、これが炎症や免疫異常を起こし、心臓病やアレルギー、自己免疫疾患などを引き起こします。

胃酸は葉酸、アスコルビン酸、ベータカロチン、鉄のようなビタミンとミネラルの消化、吸収を手伝います。低胃酸の場合は、カルシウム、マグネシウム、亜鉛、銅、クロミウム、セレン、マンガン、バナジウム、モリブデン、コバルトなどの微量元素が十分に吸収されないと、栄養学の権威ジョナサン・ライト博士は言っています。

現状に合っていない栄養指導

栄養素の量について厚生労働省が使う「推定平均必要量」という言葉は、一見すると、あたかもこれだけ摂れば栄養が足りている量のように思えます。実は50%の人で栄養不足を起こしている量のことです。「推奨量」でさえ2・5%の人に栄養不足が起きる量です。これは個人で使う量ではなく、ある集団の栄養の摂取量をみるときの値です。栄養不足は2・5％程度に抑えようという狙いなのでしょう。

「目安量」とは栄養不足を起こさない最低量をいいます。特定の欠乏症が起きなければ栄養不足ではないのですが、医療では栄養不足を見落とすことも多くあります。たとえばビタミンDが著しく不足すればクル病などの比較的明確な症状が出ます。しかし最近では、ビタミンD欠乏が原因で大変多くの病気が起こっていることが判り始めたのです。ビタミンDについて言えば、DNAにはビタミンDと相互作用をする2000以上の場所が特定されています。そこにビタミンDがつかなければ、遺伝情報は役に立たないことがおき、発育、免疫、感情などカルシウム代謝といった問題が起きるのですが、その実態は把握できていません。

実は体は様々な栄養素と相互作用をしており、ある栄養が不足していることに起因する病気は計り知れないのです。たとえば亜鉛はミネラルの王と呼ばれていますが、それはDNAの転写をはじめ、クエン酸回路400以上の酵素グループに関与しているので、亜鉛がなければ代謝はスタートしないと言っても過言ではありません。

医師はよく、「サプリメントの摂りすぎは良くない」などと言いますが、彼らはその必要量の意味を知らないと思ってください。（実際に勉強したことがない人がほと

んどです）

もし加工食品を普段から食べているなら、そこには本来野菜などに含まれている分ほど栄養素が十分に含まれているとは限らないのです。

栄養は専門家にまかせることが重要です。

海外には臨床栄養学などの専門家がいるが、日本は栄養療法を拒否してきた

海外では栄養学の研究が進んでいます。また病気のときに使うような臨床栄養学は、病院内ではニュートリシャン（栄養士）がおり、民間保健ではナチュロパスなどがその患者に必要な栄養素を与えます。

活性酸素による害が多いと思えば抗酸化物質を出しますし、薬物による肝臓解毒の低下や免疫力の低下があれば、肝臓のサポートや免疫のサポートを薬との相互作用などを考えながら行います。たとえば、がんに必要な最低の栄養素をとるようなサプリ

メントを作ろうと思うのなら、がんや抗がん剤から体を守るための基本栄養素＋ミトコンドリアサポート＋免疫強化と言うようなプランを立てて、そのプランに必要な栄養素やハーブを、患者の状態に基づき選んでいきます。

しかし日本では、管理栄養士でさえ、特定の疾患に対して食事指導したりサプリメントを与えたりする栄養学は（糖尿病など代謝病である程度行われている程度で）ほとんど行われていないのです。

もし管理栄養士が独自に勉強して自分の意見を言おうとしても、医師が絶対の立場を取る日本の医療体制の中では嫌がられるだけで、まともに耳を傾ける医師はあまりいません。日本の病院内の階級社会では、食事指導、栄養学はピラミッドの底辺に存在するようです。

「あれもだめ、これも危ない」という情報ばかり流される

日本では、がんについて信頼できる栄養学的なアプローチを示している本は、まだないのではないかと思います。またがんについて普段、全く他人事だと思って興味を抱かない人も多いと思います。

がんの告知はいきなり来ます。自分だけはかからないだろうと思っていたところに告知されるのです。まさに青天の霹靂《へきれき》で、本を買いあさって、体に悪いと書いてあることをどんどんやめていきます。

有機野菜にニンジンジュース、無農薬の玄米。これだけそろえるだけでも大変な苦労です。そのうえ塩はだめ、砂糖はだめ、油はだめ、タンパク質を摂ろうとすれば、肉はだめ、魚はだめ、大豆はだめ、卵はだめ、揚げものはだめとだめだめ尽くしです。

もともと生真面目な方のほうが病気になりやすいのですから、だめということは絶対やらないようにすることが多いようです。少しでも肉を食べると悔やんだり、白米

や甘いものを少し食べたからがんが増えたと悩んだり、少しでも検査結果が悪ければ後悔ばかりする方も少なからずいます。

実際に外食すると、本に書いてあるような食事をすることはほぼ無理です。まず有機野菜を使っている店などほとんどありません。ご飯もほとんど白米です。そしておかずになるようなものを安心して食べられるようなお店も、ほとんどありません。まして野菜をたくさん食べたくても、外食ではなかなか食べられません。

しかし、いよいよ「がんは治る」時代に入りました。わずかな可能性にかけるためにすべてを犠牲にし、罪悪感を覚えて後悔や自己嫌悪から免疫を低下させるような気の病み方をする必要はありません。

もちろん普段の生活では、野菜をふんだんに摂り甘いものは控え、汚染されていない食べ物を食べることは大変重要です。しかしこだわり過ぎることは、生活を大変難しくさせます。たまには多少体に悪くても、楽しくおいしく食べるほうがはるかに体にはいいのです。

三大療法の有効性を検証してみる——日本と海外での違い

三大療法のうち、やはり花形といえば外科手術です。早期の手術では5年間の生存率は高いので、「早期発見、早期手術」というのは臨床例からは正しい選択と言えます。

しかし、別掲の表の「胃がん」を見ると、ステージ2の比較的初期の小さながんでも、3割以上は進行します。全身転移したステージ4になれば、5年間生存率はわずか1割以下になります。消化器は特にリンパ節が密集しているところなので、がんがリンパ管に入りやすく、広がりやすいのです。

進行したがんについてヒポクラテスは、「傷つけないようにせよ、手を加えればすぐ患者は死んでしまうが、手をつけなければ長くもちこたえられる」と言っています。

また、動物を使った実験では、腫瘍をマッサージすると血流中の腫瘍細胞の数が増加

がんの種類	ステージ	５年実測生存率（%）	５年相対生存率（%）
全がん	1	83.9	91.6
	2	73.5	80.0
	3	43.8	48.6
	4	15.9	17.7
	計	58.3	64.1
胃がん	1	87.8	97.6
	2	62.0	69.2
	3	40.5	45.5
	4	7.2	8.0
	計	63.2	70.5

公益財団法人 がん研究振興財団「がんの統計'11」より

したといいます。このようにがん細胞というのは、簡単に血管中に移行するのです。

このような事実を多くの外科医は知っており、組織検査をすると、そこを中心にがんが発展していく場合があります。リスクより利益を考えて手術を行うのですが、知っておきたいのは、**手術をすればがん細胞が血流に入る**という事実です。(Maugh and Marx, 1975)

外科医は手術を最高の方法と言い、内科医は抗がん剤を唯一の方法と言いますが、進行したがんでは良い結果は出ていません。

２０１２年のニューイングンドジャーナルオブメディスンに発表されたギルバート・ウェルチ博士の報告によれば、マンモグラフィーのスクリーニング検査で、150万人にものぼる女性が早期乳がんであると診断されました。これまでがんの専門家たちは、乳がんを早期に発見して早期治療を受ければ命が助かると言ってきました。日本でも95％治癒するといっています。しかしウェルチ博士によれば、それは誤りだったのです。ウェルチ博士の研究チームは、25年にわたるアメリカの乳がん検診のメリットを調査したところ、早期乳がんを大勢発見しても、末期がん患者数が減った事実はないことを突き止めました。つまり、マンモグラフィーで乳がんと診断された女性の約30％が間違った診断をされたということになります。（N Engl J Med. 2012）

そして乳がんのしこりが2㎝程度になるまでは、5年間生存率は80％で大きな違いはありません。早期がんの30％に誤診があるならば、マンモグラフィーは必要ないことになります。

このように早期発見をすれば乳がんは良くなると現代医療では言っていますが、近藤誠先生の言う通りガンもどきを切っているだけかも知れません。それよりも私は（日本ではほとんど問題にされていませんが）手術をするときの生理の時期によって、結果に大きく影響することのほうが重要な問題だと思います。生理から7～14日の間に手術した人と、21日から36日の間に手術した人では、前者の方が10年後の死亡率が5～6倍高いのです。特にＥＲ－の乳ガン患者の手術は、黄体期から生理にかけて行う方がリスクは少なくなります。(Senie RT. 1997、Goldhirsch A. 1997)

日本ではとにかく早期発見、早期手術ばかりが強く推奨されていますが、私は「手術のタイミング」を気にするべきだと思います。

進行性のがんは、転移して体中に広がっていきます、そのような遠隔転移のあるがんをステージ4といいます。今のステージ4の生存率は、がんによって違いますが、おおむね10％程度しかありません。つまりある程度離れた場所に転移すると手術を含め現代医療では対応が大変難しいということです。

がんによる死亡率が増えたのは、高齢化が進んだためと言われています。

一方、胃がんと子宮がんは減っています。これは検査による早期発見が大きな理由だという意見もありますが、胃がんに関しては国立がんセンター・津金昌一郎予防部長は食生活の違いを指摘します。冷蔵庫の普及によって塩蔵品が減ったために胃がんの死亡率が減ったというのです。これは言い換えれば、冷蔵庫の進歩に比べ、がんの医療技術は進歩していないということではないでしょうか。

がん戦争と呼ばれるアメリカのがんに対する挑戦は、１９８５年ごろには統計学的な処理で生存率を増やしているといわれ、がん戦争に敗北したと結論付けられました。事実、アメリカがん協会など国家からの予算をとっているグループとは別の生存率のリサーチでは、大変悪い結果が出ています。

２００４年のシドニーの放射線医モーガンらによる大規模追跡調査では、化学療法による初期と末期と血液のがんを除くがん患者の５年間生存率を調べました。医療機関にいて化学療法はいったいどのくらい効いているのか疑問を持ったからです。その結果はオーストラリアで２・３％、アメリカで２・１％だったといいます。（Morgan G. 2004）

オーストラリアではがんの生存率は、全体で60％程度になっています。しかし抗がん剤治療ではなんと3％にも達成していなかったのです。

この報告の後、オーストラリアのＡＢＣラジオナショナルの取材を受けたモーガンらは、化学療法をオーストラリアでやめることのメリットについては言及しませんでしたが、純粋な統計として「この結果は、今オーストラリアから化学療法をやめれば2・3%だけ死亡率が上がることを意味します」と言っています。

がんになったら、何を食べたらいいの？

第2章

日本人だけが知らない「がんの栄養学」
世界から遅れている日本の現状

代替療法ががん治療に使われなかった歴史的背景

アメリカ医師会の歴史をご存知の方にはすでに周知のことと思いますが、元アメリカ医師会会長G・H・シモンズ（元ホメオパシーで無資格医）は1900年代初頭から医師会を牛耳り、大変強引な方法で医師会に権力を持たせてきました。アメリカ医師会はその権威と利益を白人医師に集約させたかったのです。まずそのころ流行だったホメオパシー医師を締め出し、インディアンのハーブやナチュロパシーも同様に迫害を受けました。教育では栄養学などを廃止してしまったので、がんが栄養で治ると考える医師はいなくなりました。

その流れが変わった一つにマクガバンレポートがあります。1977年、当時のフォード大統領の命令でアメリカで病気が増えている問題を調査しました。その報告をしたのがマクガバン上院議員によるレポートです。その内容は、病気の原因は食生活と生活習慣にあると結論づけました。さて、がん産業はどうであったかといえば、アメリカのがん研究（産業）の中心であるスローン・ケタリングの理事にはタバコ産業、石油産業の経営者などの財閥も多く含まれています。ですのでアメリカではがんの原因について、タバコや環境が一因であるといった情報すら1980年頃まで出ていません。がんを予防する方法はないというのが、がん産業の主流の考え方でした。こうしてアメリカでは、1985年頃までは何とか政治家を丸め込んで予算を獲得してきたがん産業も結果を出せず、また「うっかり新薬の治験などしたら二度と帰ってはこられない」と、臨床試験を受けてくれる患者がいなくなり製薬会社は試験ができなくなったのです。このようにして患者と医師の信頼関係は破綻していきました。

そして庶民の健康意識は、このマクガバンレポートを境に変わっていきます。アメリカの保険制度の改正（破綻）も伴って、アメリカでは自分の健康は自分で守るしかないという方向に変わり、積極的に健康を維持する食習慣、サプリメントが積極的に摂られるようになりました。ＤＳＨＥＡ（栄養補助食品健康・教育法）は1994年にクリントン政権のもと成立した法律で、「科学的な根拠が明らかであれば効能が表記ができる」としました。前述の「栄養（nutrition：ニュートリション）」と「医薬品（pharmaceutical：ファーマスーティカル）」を組み合わせたニュートラスーティカルという言葉も、このとき生まれました。栄養素が薬のような働きをするということです。このように臨床試験をすることでその効果を唱えるようになったため、「がんに効くサプリ」まで登場したのです。

今までも安全で効果のある方法がなかったわけではありませんが、効果があるものでもがんに関しては、がん協会などを中心に臨床試験を行うと、どういう訳か「効かない」ものになっていました。これは臨床試験が公正に行われていなかったためです。たとえばノーベル賞を2度も受賞したライナス・ポーリング博士が提唱したビタミンC療法では、必要量を点滴で与えなかったのが効果の出なかった理由でした。この試験を行ったのはメイヨークリニックのチャールズ・モアテル医師で、彼は有効性と安全性と科学的証拠があるレイアトリル（アミグダリン）を葬った医師です。またSELECTと呼ばれた前立腺の臨床試験では男性3万5千人以上の大規模な試験を行いましたが、ビタミンEに効果のない合成のものを使い、わざと「効果がないこと」を証明しました。さらにゴンザレス・レジメの臨床試験では、試験前に被験者たちに大量の抗がん剤が使われ、臨床試験ができないほど衰弱した患者に実施し、一方比較対照の一般的な抗がん剤を使った患者には栄養療法も行われ、わざとゴンザレス・レジメに悪い結果を出しました。この試験は現在ＦＤＡに提訴中ですが、アメリカがん協会ではすでに「効果がなかった」と公表しています。このような、一般にはわかりにくい手口で試験を行い、わざと失敗しています。

このようなことはアメリカ医療の歴史を知っている人にとっては当たり前のことですが、幸いにもアメリカは保険制度が破綻し、それに伴い個人レベルで病気にならないようにする気風が広がりました。盲腸の手術だけでも３００万円もかかるアメリカでは、いかに病気にならないようにするか、国民レベルで大変意識が高くなっています。それに伴いサプリメントなど栄養学の研究は発展し、科学的な調査と臨床試験を元に製造されています。このようなデータを精査した患者から質問されたときに、医師は権威だけでは対応できない時代になっています。

それに引き換え日本では、厚生労働省や医師会は保守的な考えが強く、今でも「サプリメントは食品だから効果があってはいけない」などと時代遅れのことを言っています。なので保険医療に頼らざるをえない患者にとって絶対的な権威を持つ医師は、栄養学的な勉強もしないでいられるのです。

そんな中、なぜ皆が三大療法を選ぶかといえば、代替療法の科学的な根拠は検閲され、三大療法に関してはその臨床結果の良し悪しにかかわらず保険医療になっているからです。そして保険医療で受けられる医療は決まっているので、その中で生き残る方法を考えることになるのですが、たいていはがんセンターの治療実施計画（プロトコール）に従っているだけで、進行したがんでは、治癒を目指す医療をしてくれる保険医療は、日本には存在するとは言えません。

実際、抗がん剤は、初めはすばやく効いてくれます。これは多くの専門医が経験していると聞きます。しかし完治には至らないことが多いことについては、医師も何百人もの治療経験を通して初めて、この方法だけでは結果的にうまくいかないことを知るといいます。ですから、そのメリットを最大に生かしながら、副作用を最低限にする必要があるのです。

抗がん剤が効かないとわかっていて使う必要はありませんが（テストをすることはできますが、保険が適用されないので高額です。ですので残念ながら多くの場合、効かないかもしれない抗がん剤をためすことになります）、分子標的型抗がん剤やホルモン療法の様な毒性が少ない抗がん剤もあります。**現代医学と代替医学を組み合わせ**

ることで最大限に力を発揮できれば、これこそが現代文明に生きる私たちの特権だと思うのです。

抗がん剤はマスタードガス(化学兵器)から転用された

抗がん剤の歴史は「ナイトロジェンマスタード」に始まります。ナイトロジェンマスタードは、毒性の強い化学兵器マスタードガスの硫黄を窒素に置き換えたものです。

1943年、アメリカの輸送船ジョン・E・ハーヴェイ号がイタリアの港でドイツ軍の攻撃にあい沈没してしまいます。この積み荷の中に、アメリカが秘密裏に輸送していた大量の化学兵器、マスタードガス(イペリット)の入った爆弾がありました。この爆弾が船の火災で爆発し、大量のマスタードガスがその乗組員と港近郊の人々に被害を与えました。

救助された兵士は、翌日になって目、皮膚の異常を訴えました。マスタードガスはゴムの手袋をしていても防げません。油によく溶けるために特に全身油まみれとなった兵士の被害がひどく、皮膚はただれ喉がやられ呼吸困難となり、次々と死んできました。初期の死者に加え10日ほど経った頃から免疫不全（白血球の大幅な減少）による感染症が起きました。当時動物実験で骨髄やリンパ組織などの免疫組織はマスタードガスの影響を受けることが判っていました。これを人体で確認したこととなったわけです。ナイトロジェンマスタードはマスタードガスと比べると副作用は少しマイルドですが、基本的には同様の障害が身体に起こります。

数々の戦争を制し月に人を送ったアメリカでは、この技術力でがんを制圧しようという機運が高まっていました。そしてニクソン大統領は１９７１年12月23日、ナショナルキャンサー法を国民へのクリスマスプレゼントとしてスタートさせました。

その頃の抗がん剤といえば細胞傷害型の抗がん剤です。がんは正常細胞に比べて、分裂するスピードが速いのです。この分裂速度の違いを利用して、がん細胞を攻撃する、という考え方が細胞傷害型の抗がん剤です。

しかし人間の通常細胞の中にも、がん細胞並みに細胞分裂の早い細胞があります。

抗がん剤の副作用と言えば、髪がどんどん抜けることを想像されると思います。髪の毛の根元の細胞は、通常の細胞よりも分裂スピードが速い（つまり新陳代謝が早い）ので、抗がん剤は分裂速度の速いがん細胞を殺すのと同時に、毛根にまでダメージを与えてしまうのです。

実は毛根だけではありません。骨髄（赤血球、白血球、血小板）、生殖器（卵巣、睾丸）、消化管なども活発に細胞分裂をするので、同様にダメージを受けやすいのです。

特に消化器のダメージは、ただ単に食欲がなくなり吐き気がして食べることができないだけではありません。体力を消耗し、体重を一気に落としてしまいます。それだけでなく、ぼろぼろに傷ついた腸からは分子の比較的大きな未消化の食べ物や腸内の毒素、そして細菌なども肝臓門脈を通って肝臓に行きます。

はじめは元気がいいのであまり副作用を感じずに済むかもしれませんが、ステージが進んだときの細胞傷害型の抗がん剤の使用は効果がないばかりか、気をつけなければ抗がん剤そのものが、死亡原因になります。

ジョン・E・ハーヴェイ号で起きたことは病院でも起きます。抗がん剤は大変毒性が高いということが、看護士の抗がん剤の取り扱いによく現れています。抗がん剤の取り扱い時にはガウン、手袋、ゴーグル付きマスクの着用を指示されています。これだけプロテクトしなければならない抗がん剤を、血管に入れるのです。血管の痛みをはじめ苦痛を伴う治療です。長期では白血球などの免疫細胞が減ることで感染しやすくなります。そして抗がん剤は短期的にはがん細胞の成長を抑制しますが、長期的にはがん細胞は薬物耐性を作り、がん細胞を攻撃することができなくなります。それに対しては量を増やすか、抗がん剤を代えるしか医師には方法はありません。こうなると毒性はますます強く患者の健康を害するようになります。また、びっくりされるかもしれませんが、**ほとんどの細胞傷害型の抗がん剤は発がん性物質なのです。**

「がんは感染症」――国際がん研究機関の報告

このようなことを言ったら笑われそうですが、1911年、ロックフェラー研究所のペイトン・ラウスと京都大学の藤浪鑑が、ニワトリに肉腫を発生させるウイルスを突き止めました。これが最初に見つかった「がんウイルス（腫瘍ウイルス）」です。ラウス博士はこのことで55年後の１９６６年にノーベル生理学・医学賞を受賞しました。

１９００年初頭は、すべての病気は感染症から来ているという傾向が強かったのですが、がんの研究でも同様で感染症が主に考えられていました。すべてのがんは菌やウイルスによるものとは言えませんが、がん＝細菌やウイルス説を嘲笑するようになったのは、スローン・ケタリング（すでに前述しましたが、ロックフェラーを筆頭に巨大資本家を理事らにしており、主要な抗がん剤の製造会社の株を持っています）を中心としたがんの専門家（主流の研究者）が、細菌説を否定したためと言えます。それはスローン・ケタリングを中心とするがん産業が、細胞傷害型の抗がん剤を主流のがん治療にしたかったからです。もし細菌やウイルスが主要な原因であれば、がん治療はワクチンなどを作る方向に向かうことになります。しかしがん産業はそういう治療法を目指してはいませんでした。がん産業が目指したのは政治家も含め三大治療を強力に進めることでした。

しかしそのような向かい風の中、細菌やウイルスをターゲットにして成功を収めた治療法もいくつかあります。

ロイヤル・レイモンド・ライフ博士

ライフ博士（1888―1971）はジョンズ・ホプキンス大学で医学を学び、ハイデルブルグ大学で多くの菌類研究をし、同大学から寄生虫学の名誉博士号を授与された微生物の権威です。

1920年頃ライフ博士は、紫外線を分光しウイルスに当ててその干渉波を見るという方法で、生きたウイルスを肉眼で見ることに成功しました。そしてがん組織に共存するある種の細菌を発見しています。正常な細胞をがん化させる微生物の培養液から400種類もの腫瘍を作りだすことにも成功し、このがんウイルスを「クリプトサイズ・プリモーディアルズ」と命名しました。そしてある特定の波長が、細菌やウイルスを死滅させることを発見しました。

1934年、南カリフォルニア大学は、特別医療研究委員会を設立し、末期がん患者を対象にライフ博士の研究所でがん治療実験を実施したところ、3か月で86・5％の末期がん患者が完全に治癒し、4か月ですべてのがん患者が治癒しました。しかしアメリカ医師会理事長のモリス・フィッシュベインによる買収を断り、その後強盗に遭い、家も焼かれすべての資料を失っています。

バージニア・カスパ・リビングストン・ウィラー博士

ライフ博士のもとをたびたび訪ねていたバージニア・リヴィングストン博士は、のちにリビングストン・ワクチンをつくります。博士は腫瘍の中に50種類以上もの特定の微生物が存在していることを突き止め、「プロジェニター・クリプトシド」と命名しました。そしてこの微生物がある抗生物質（アクチノマイシン）を生産していることと、そしてがんのマーカーとしても使われるHCG人絨毛ゴナドトロピンを産生していることも発見しました。

さらに興味深いことに1947年、リビングストン博士は、結核、ハンセン病、強皮症、そしてがんには共通の特徴があると言っています。それは組織の形成と破壊が同時に起こり、宿主に対する関与が全身性と進行性を持っているという特徴です。

前出のゲルソン療法のゲルソン博士は、もともと皮膚結核をゲルソン療法で治していています。また虹彩学で有名なバーナード・ジェンセン博士はジュースファスティングとコーヒー浣腸で象皮病に対して多くの良い結果を発表しています。また結核菌のワクチンであるＢＣＧのがんに対する有効性は数多くの論文があり、肺がん、皮膚がん、膀胱がん、大腸がんなどにも有効だといいます。さらにハンセン病の予防効果もあるといいます。ガンもある種の菌が引き起こしているのなら、ゲルソン療法などではその菌の住みにくい環境を作っているのかもしれません。

「がん産業」に葬られた治療法

アンチネオプラストン、アンチネオール、Ｈ・Ｈ・ビアド法、チャパレル茶、コーレーの毒素、オーゴンエナジー、イスカドールなど、ＡＣＮによって１９７０年から

80年にかけて証明されていない方法に分類された66の治療法のうち、44％は何の調査もなしに分類されています。

日本でも有名なゲルソン博士についてはすでにとり上げました。その恩恵を受けて自らのすい臓がんを治癒させた歯科医のウィリアム・ケリーとその結果を調査したゴンザレス博士らについて、ここで少しお話しします。

１００年ほど前の話ですが、日本ではあまりなじみのないジョン・ビアード博士によるすい臓酵素療法というものがありました。ビアード博士は「胎盤は絨毛の中から自然発生し正確に56日目に成長を止める」といいます。これは胎児がすい臓酵素を作り出すときと一致するといいます。もしすい臓酵素ができないときには、胎盤はそのまま子宮を埋め尽くし、がん化してしまいます。このことからがんの幹細胞説を一番最初に提唱したのもビアード博士です。胎盤の成長はがんの成長に大変よく似ていると直感したビアード博士は、膵液に抗がん作用があることを突き止め、膵液を注射することでがんを治療することに成功します。これは１９００年代初頭の主要ながん治療法となりました。しかし新鮮な膵液が手に入らない一般の医師らには良い結果が得られず、懐疑的に扱われてもいました。
その有効性の医学的な証明をした頃に現れたのが、キュリー夫人でした。放射線はがんを治すという触れ込みに、医学界の興味はキュリー夫人が一身に集めました。その後キュリー夫人は、治すはずの放射線で自らの命を落とすことになります。

このような忘れ去られたすい臓酵素療法とゲルソン療法を組み合わせ、末期のすい臓がんを克服したのが、歯科医のウィリアム・ケリーでした。1960年頃、この2つの療法を合わせ独自の哲学を加えたのが**ケリー療法**です。このケリー療法は大変評判のがん治療となり、大統領も注目し、大俳優スティーブ・マックイーンなども利用しました。

大変優れた結果を出していたにもかかわらず、医師会からは認められず医師免許剥奪など迫害を受け、ケリー医師は疲れ切って死んでいきました。

この評判の治療法がどんなものか研究をしていたのが学生時代のゴンザレス博士でした。現在、彼はニューヨークで、ケリー療法を踏襲した形のプロトコール（治療手順）を実施しています。**ゴンザレス療法**では、すい臓酵素をカプセル剤で4時間おきに摂取、また食事の際にも服用。毎日クエン酸マグネシウム、パパイヤ、ビタミン、ミネラルなど150種類といわれるサプリメント、1日2回コーヒー浣腸、有機食材のみの厳しい食事療法を行います。

ゴンザレス博士は調査にあたって、手術不能のすい臓腺がんを患っている11人の患者のパイロット研究を行いました。すい臓がんは非常に予後が悪く（＝悪くなる可能性が高いということです）、その効果が短期間で少数の患者で観察できるため、すい臓がんが選ばれました。

ゴンザレス療法を受けたすい臓がんの患者11名の余命数週間の患者のうち特に状態の悪い9名（81％）は1年生存し、5名（41％）が2年以上、4名が3年以上、2名は4年以上生きています。一般的な治療では1年生存率25％、2年生存率10％、3年生存率0％と、大変難しい病気です。

これは、新たに承認された薬であるゲムシタビンのほぼ同時期の研究と比較することができます。ゲムシタビンを処方された膵臓がん患者126例の患者のうち、19か月以上生きた人は一人もいませんでした。
これほど優れた結果が出たので、1998年からゴンザレス・レジメに予算がつき、ナショナル・カンサー・インスティテュートNCI-NCCAMの臨床試験を行いました。その結果は、一般療法と比べてゴンザレス・レジメの方が悪いというものでした。(現在この結果がNCIで使われています)

この臨床試験について、ゴンザレス博士は彼のホームページで、彼の患者とされた患者グループは化学療法で最大の副作用を伴う治療、三種混合の化学療法GTX(ジェムザール、タキソテール、ゼローダ)ですでに治療を受けており、ゴンザレス・プロトコールを始めたときには、患者らは、すでにゴンザレス・レジメができないほど、その副作用で衰弱していたと言っています。また標準治療(抗がん剤)を与えたグループにはサプリメントなどを処方したといいます。

この様な形で不正が行われたのですが、これを主導したのはNCIが、治療法として抗がん剤を患者が選ぶようにしたいという意志があるからです。この試験についてはその不当性が認められ、FDAにより現在審議中です。

レイアトリル（アミグダリン、ビタミンB17）に関しては、客観的な調査としてNCIが1978年に行った、レイアトリルのみを摂取してがんの縮小した例（22名のうち2例が完治、4例が50％以上縮小、9例が変化なし、3例が増加という結果）があります。つまり82％の患者にとってその有効性が示されていました。しかし効果を唱える多くの報告に終止符を打ったのはメイヨークリニックのチャールズ・モテアル医師によって行われた1981年の調査です。モテアル氏は特許品であるレイアトリルの製造メーカーの申し出を断って、何をどのぐらい使ったか不明のまま、レアトリルはガン患者の死亡率に対して効果がないという結論を出しました。ちなみにモテアル医師は、ビタミンC療法に対しても同様の結論を出しています。ビタミンC療法はライナス・ポーリング博士が提唱したものですが、がん村の研究者からはこの天才科学者に強い嫉妬があったといわれています。ビタミンC点滴療法は、現在日本では多くの医療機関で使われています。

調べれば判ることですが、日本にはこのような不正の経緯についてはあまり伝わっていません。アメリカのがん村の中心は石油産業を中心にした巨大な資本家グループですので、彼らが医療を牛耳ったために真の治療家たちはアメリカで仕事ができなくなりました。そこで移住したのが隣国メキシコです。多くの統合医療クリニックは、独自の治療を合法的に行えるティファナにクリニックを構えることとなったのです。

第3章

これだけは知っておきたいがんと栄養の関係

がんになったら、何を食べたらいいの？

抗がん剤の副作用を減らし効果を高める それを可能にするのが栄養療法

転移してからの抗がん剤治療での5年間生存率は、あまり高くはありません。その理由は前の章でもお話ししたとおり、抗がん剤はがん細胞だけでなく、自らの細胞も傷つけてしまうからです。

もし抗がん剤のメリットだけを残してデメリットをなくすことができれば、生存率はもっと上がるはずです。多くの専門医は抗がん剤を使い、一時は腫瘍が著しく縮小するのに気を良くして続けていくとだんだん効かなくなります。その後抗がん剤を代えるとまた少し効きますが、患者は全く弱ってしまい、手の施しようがなくなり、余命宣告をします。

がんは生命力が強い細胞で、新しい薬にどんどん抵抗性をつけていきます。ですので抗がん剤に頼りすぎると、結局は身体が持たなくなってしまうのです。

世界には、すでにサプリメントや漢方薬や鍼灸などを使って生存率を上げている医療機関もあります。副作用が低減できれば、生存率もずいぶん上がってきます。抗がん剤の副作用を下げてくれるサプリメントも実際に使われています。

しかしながら、サプリメントや漢方薬も相互作用があるので注意が必要です。一つの例として、ワルファリンを飲んでいるときはグレープフルーツを食べてはいけないというのがあります。肝臓の解毒酵素の一部を阻害するからです。しかしこの酵素を阻害するのはグレープフルーツだけではなく、多くのスパイスなどにも同様の阻害効果があることが判っています。相互作用などは経験によるところがあるので、実際に結果の出ている統合医療を行っているクリニックの意見を参考にするのがよいでしょう。本書の第5章では漢方薬などを紹介します。

実際問題として、進行したがんに対しては、現代医療はきわめて無力です。医者になんと言われても、最後は自分で決めるしかありません。そのとき統合医学の医師らに相談することは大切です。

臨床栄養学では、「がんを治す」サプリまで出てきています。「サプリメントで治す

一般的な化学療法による副作用と、それらが起こる時期

治療日	アレルギー反応、吐き気、嘔吐（おうと）、血管痛、発熱、便秘
2～7日	疲れやすさ、だるさ、食欲不振、吐き気、嘔吐、下痢
7～14日	口内炎、下痢、食欲不振、胃もたれ
14～28日	脱毛、皮膚の角化やしみ、手足のしびれ、膀胱（ぼうこう）炎 骨髄抑制（こつずいよくせい＝白血球減少、貧血、血小板減少）、肝障害、腎障害

（がん研究振興財団パンフレット「抗がん剤治療を安心して受けるために」より）

なんて言えるのか？」という話になりますが、これは日本の話ではありません。マレーシアにおける乳がん患者210名、ステージ4の多剤抵抗性患者さんたちの臨床結果に基づいています。このサプリメントによって、6か月で85％の患者さんで腫瘍が消失しています。現在日本においても同様に効果が出るのか、白川太郎博士が治験を開始しています。アメリカでは、このサプリを抗がん剤と併用することも行っています。併用では副作用も少なく良い結果を出しているようです。（詳しくは統合医学健康増進会のホームページを参照してください）

放射線治療で大切なこと

放射線治療では活性酸素によってがん細胞のＤＮＡを破壊しますが、その活性酸素は当然のことながら、正常細胞にも影響します。キュリー夫人が再生不良性貧血を起こし亡くなったように、長期的放射線傷害では血液をつくることができなくなり、免疫低下も起こります。放射線による傷害で一番大きな問題は、血管の内側の細胞（血管内皮）の傷害です。最近では血管内皮が働かなくなることで高血圧から血栓症、腎不全まで様々な循環器障害が起こるといわれていますが、放射線は血管内皮を傷つけ、一酸化窒素が出なくなることで血行不良を起こすため、放射線やけどが治らないということが判っています。ですので短期的には活性酸素を治療後速やかに取り除くこと。血管内皮を守ること。長期的には免疫を維持すること。これらを放射線治療の治病効果を下げないようにしながら行うことが重要です。適切な食べ物やサプリメントが身体を守ります。（第5章参照）

手術を受けるとき大切なこと

手術を行った後は怪我と同じで、どのようにすみやかに怪我を治すかにかかってきます。手術の後は、手術した場所からの失血、腫れ、痛み、感染などが起こります。また、手術した場所によっては血液やリンパの流れが滞ったり、消化器の場合は食べたくても食べられないということが起きる場合もあります。もしその後抗がん剤治療を行うのであれば、抗がん剤の副作用も覚悟しなくてはいけません。術前に身体の活性酸素を取り除けるよう、抗酸化物質を充分に摂り、栄養状態もできるだけ良くしておく必要があります。術後は自己治癒力に依存しますので、ちゃんと傷が治るような栄養状態である必要があります。Ｌ—アルギニンやグルタミンのように傷を早く治す栄養素やＥＰＡのように炎症を起こしにくくする栄養素もあります。しかしＥＰＡは血液の凝固を防ぐ作用もあるので、出血が止まらなくなるリスクから手術の前後１週間は摂らないようにします。（詳しくは第5章参照）

ストレスは手術を困難にするばかりでなく、予後（術後の経過）も悪くするので、事前にリラックスを促すサプリメントやフラワーエッセンスなどで問題を取り除いておく必要があります。信じにくいかもしれませんが、このような心の問題は、波動療法なら遠隔セッションでも副作用もなく効果を上げることができます。

体型（太っている人・やせている人）で必要な栄養は違う

肥満ががんの主要な原因になっているのは欧米ではよくあることですが、日本では前述のとおり、神経質でやせている方ががんになるというケースのほうが大きな割合を占めます。

ＢＭＩでカロリーを設定するとき、日本ではＢＭＩ22が標準になっていますが、日本人の中高年で一番がんにかかりにくいのは男性で25〜27です。男女ともに肥満によるがんの発生率も、死亡率の上昇はＢＭＩ30を超えないと有意な差はないことが国立がんセンターの調べで判っています。しかしガンによってはＢＭＩ27からリスクが上がっています。

ですのでＢＭＩ30を超えていなくても、やや肥満気味の方の場合は減量を考えてください。筋肉質で骨太の人は、ＢＭＩは高くても肥満とはいえない場合もあります。しかし内臓脂肪が多くおなかが出ているような太り方をしている方は別です。それは糖質の摂り過ぎが原因である場合が多いのです。日本では、医学会の考えている健康的な糖質のバランスは、65―70％とかなり高くなっています。病気を治そうというのであれば、一度炭水化物を絶ってみるといいです。たまに絶食するのもいいでしょう。糖尿病治療で有名な京都高雄病院でやられているような低糖質ダイエットなども適しています。

糖質が多い食事で太っている場合はインスリンの分泌が多いことが考えられますが、インスリンの量が増えると腫瘍増殖・発がん促進作用が増加するという研究が多くあります。またインスリンはアロマターゼという男性ホルモンを女性ホルモンに変換する酵素を増やすので、特に更年期後のホルモン依存性の方は、甘いものは控えなければいけません。

食事療法ではまず野菜を増やし、動物性脂肪を減らし、総カロリー数を1日の推奨摂取カロリー内に減らすことを目指します。動物性のタンパク質・脂質は食べる量が欧米と日本では全く違うので、海外の食事指導を直接利用することは困難です。

たとえば欧米では平均で1日300gの肉を食べますが、日本では1日100g程度です。チーズや牛乳などの消費量は、日本とは比べ物になりません。しかし日本でも海外でも偏食に関しては同様で、昼間はおにぎりで夜はソーセージや焼き鳥を食べてビールを飲んでいるとか、味噌汁とわずかな漬物だけ、というように、意外とワンパターンの食事を毎日繰り返している人は少なくありません。

もっと気を使った食事でも、ワンパターンになれば食べ物に入っているビタミン・ミネラルの相互作用の影響が出てきます。たとえばカルシウムの存在下では亜鉛は吸収できません。亜鉛を多く摂取すればセレンが阻害されます。このように相乗効果と相反効果がビタミン・ミネラルでは起こります。このような問題を解決するには、様々な料理法で様々な食べ物を食べることです。これは食べることをエンジョイすることにつながります。また最低の栄養は摂りたいので、マルチビタミンミネラルを摂ることをお勧めします。

がんの食事療法におけるエネルギー摂取

がんの患者さんに対する摂取カロリーはいろいろな考え方があります。日本では、基礎代謝の1・5倍程度を摂取エネルギーとしています。がん患者さんの場合、そこから20％程度引くほうが免疫が上がるといわれています。しかしやせているならそれ以上やせないように心がけなければいけません。

厚生労働省の推定エネルギー必要量を見ると、

活動レベル低において	男性kcal／日（-20％）	女性kcal／日（-20％）
30～49歳	2300（1840）	1750（1400）
50～69歳	2100（1680）	1650（1320）

70歳以上	1850（1480）	1500（1200）

（日本人の食事摂取基準（2015年版）の概要より）

次に、Blockセンターが推奨している1日の目安のカロリーです。仕事や運動などをすれば増やさなければなりません。（Life over cancerより）

体重	摂取カロリー／日
85kg以上	2400〜2500kcal
65〜85kg	1800〜2000kcal
55〜65kg	1500〜1700kcal
55kg以下	1200〜1400kcal

（悪液質の場合）

男性	女性	必要エネルギー量
160cm未満	155cm未満	1800〜2000kcal／日
160〜173cm	155〜165cm	2100〜2300kcal／日

173～185cm	165～170cm	2400～2600kcal／日
185cm以上	170cm以上	2600＋kcal／日

進行したがんの場合、約30～50％は栄養失調による機能障害が死亡の直接の原因になります。がんになって急にやせてくる病態を**悪液質**といいます。これは脂肪や筋肉がどんどん分解されていってしまうことで起こります。現在、悪液質は炎症がきっかけで起こることが判ってきていますので、まず炎症を止めることが重要です。EPAで抗炎症を図るには2～6g摂ると良いといわれています。（FDAでは上限を2gとしていますが、アメリカでも各学会で上限には違いがあります）しかしEPAは吐き気や魚臭さで飲めないケースもあります。そのような方には匂いが気にならないようにしたドリンク状のサプリメントもあります。

白川太郎博士の臨床経験では、1500kcal／日を下回ると体重は維持できないと言っています。

やせ型の人は食べろ、太り気味の人は控えろ

日本が戦後タンパク質を多く摂ることで寿命が延びたことは周知の事実です。しかしがんの食事療法では、菜食で卵や大豆も制限しているケースは少なくありません。もし男性で体重がＢＭＩ21、女性でＢＭＩ19を下回っているか、血中アルブミンレベルが３・０g／dl以下であれば、タンパク質の量を増やさなくてはいけません。Ｂｌｏｃｋセンターでは、このようなケースでは5サーブのタンパク質を摂るように指導しています。１サーブは豆腐で１２０g（半丁弱）程度、魚なら１１０g、卵だと2個程度ですから、その5倍はかなりの量です。ゼラチンなども積極的に使うと良いでしょう。消化が難しい人は消化酵素を同時に摂ります。消化の良いタンパク質を選びますが、場合によってはアミノ酸やペプチドで摂ることもできます。

おいしいものを楽しく食べて、ストレスのある生活習慣を変えることは重要です。

楽しくおいしく食べないと、栄養として吸収できません。また、日本人ではストレスからくる胃腸の問題に胃酸抑制剤を使い、さらに胃酸が少ないために逆流性食道炎を起こす方にも胃酸抑制剤を使いますが、これではタンパク質は分解吸収できません。年齢とともに胃酸は減るので、必要であれば塩酸ベタインと消化酵素を摂る必要があります。

食べてもやせている人

まず「食べてもやせている」という方の問題を考えます。代謝が高ければよいのですが、冷え性で神経質で、やせていて食べても太れないのであれば、胃が働いているのか気にかかるところです。胃酸が出ていないとタンパク質は分解できません。したがってタンパク質を吸収することができないので、太ることができません。多くのビタミン・ミネラルも吸収できないので、その結果栄養失調になるのは言うまでもありません。

このような人に必要なのはファスティングではありません。どのように胃を働かすか？がキーポイントになります。胃酸抑制剤は必要がないのならやめます。消化器の保護が必要なら、フコイダン、アロエ、アルギン酸などのサプリメントや、海藻類などで粘膜を守る必要があります。また食物を消化吸収するために消化酵素は重要です。これはサプリメントで補います。消化酵素は胃酸では破壊されず、過剰の消化酵素は腸管で再吸収されて抗炎症作用、抗腫瘍作用などを発揮します。

タンパク質はできるだけ魚をメインにして、豆腐など豆類もふんだんに摂ります。糖質は控えめにしますが、発芽玄米で作る発酵玄米が大変よいと寺山心一先生がおっしゃっていました。これは良さそうなので、これを私も採用することにしました。これですとフィチン酸によるミネラル阻害も起きないとのことでした。

食べなくてやせている人

次に「食べていなくてやせている」方のことを考えます。このような方にカロリー栄養学は重要です。先ず1日に1600キロカロリーを目指して食事をしましょう。健康に太ってください。もし病気を乗り越える最中に少し食欲がなくなれば、数日間食事を摂らなくなることもよくあることです。**楽しい仲間とおいしく食べることはとても重要です。**サラダなどにブロッコリーや豆、アボカド、豆腐などをふんだんにいれ、生姜などをドレッシングに使い身体を冷やさないようにします。豆のスープなどを作って発酵玄米やライブレッドなどと一緒に食べるのも良いでしょう。お食事が面倒なときはシリアルなども活用してください。味の付いていないものが良いです。ミューズリーを牛乳や豆乳に漬けておき柔らかくしたものに、ヨーグルトやフルーツやナッツを乗せて食べるのも良いです。私は「牛乳は絶対にだめ」とか「ヨーグルトはもってのほか」とは思っていません。消化ができているのであれば、厳密な食生活をする必要はないと考えています。がんの発生場所にもよりますが、多少の牛乳もかまわないと思います。しかし絶対に牛乳を摂りたくない人でしたら、豆乳のヨーグルトやカゼインを含まないヤギのヨーグルトもあります。

やせたがんの患者さんでは、特に体重を減らすことがすぐに寿命を減らすことになる場合があります。このような時、もともとやせていると1～2日食べないだけで数kgの筋肉が落ちてしまい、体力を一気に失います。**やせている人は、とにかく体重を少しでも落とさないようにすることを意識しないといけません。**

繰り返しになりますが、海外では多くの論文で太っていることとがんの関係を指摘していますが、日本ではやせて神経質の方が難病にかかるケースが多いのです。このようなタイプの人ががんになると、悪いといわれるものを次々に食べなくなります。特に食欲が落ちてくると、食べたくないし面倒くさい、買い物が大変など様々な理由で食べなくなっていきます。また治療や病状で食欲が落ちることもよくあります。このようなタイプの人はまず楽しく食べましょう。

太り気味の人

肥満の方の場合には、まず**生活習慣**を見なければいけません。多くの生活習慣の問題を抱えている可能性があります。お酒、タバコを必要としている人は、ストレスに反応してお酒やタバコを欲していることもあります。このような嗜好品をソフトドラッグという言い方をしています。できるだけやめるようにするべきです。ストレスはまた食欲を増加させることがあります。ストレスに弱い人は、ストレスに遭うと糖質の消費が増えるといいます。目を見ると白目の上の方から虹彩の12時に近くに血管が

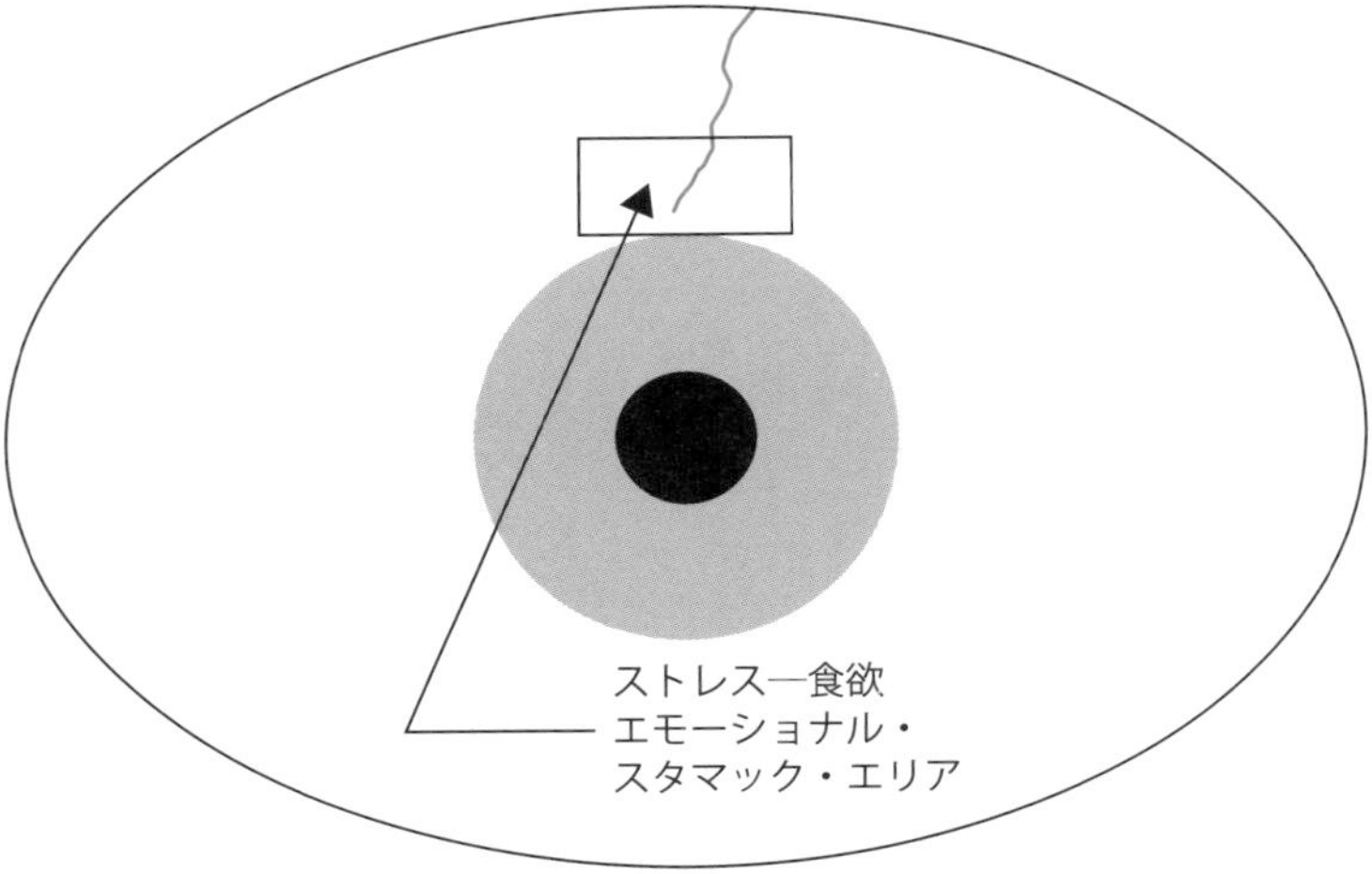

伸びています。このエリアをエモーショナル・スタマックと言いますが、ストレスで食欲が増す方によく見られます。

まず、仕事や家庭での精神的な状態を見直してみましょう。太っている方はもともとすい臓の働きが弱く、血糖値の調整がうまくいかず、血糖値のアンバランスが精神状態のアンバランスを作っているかもしれません。このような方はまず糖質を断つことです。糖質は習慣性があるので、2週間ほど糖質を断つことで糖に対する中毒症状から解放されます。その間はサラダや蒸し野菜などをふんだんに摂り、魚などを適量食べます。

しかし完全な糖質制限はクエン酸サイクル（エネジーサイクル）が回らなくなります。この時期多少の糖を果物などから摂ることもできますが、穀物などを摂るのは次の段階です。少しづつ質の良い食物繊維の多い糖質を増やしていきます。つまり玄米や全粒粉を使ったパンや、パスタなどです。このダイエットはサウスビーチダイエットと呼ばれる、マイアミの富裕層が好んで実行した方法です。このような質の良い食べ方を身につけてください。

カロリー制限

カロリー制限とかエネルギー制限といいますが、動物実験では、エネルギーを20～40％制限することで、様々ながんの発生を防止しているという多数の報告が出ています。最近そのメカニズムが判ってきました。アメリカがん協会の研究では、がんに関するホルモンが変わり成長因子を下げ、炎症を起こしにくくし、血管の働きを改善することでがんの発生率を下げ、増殖を防ぐといいます。

スウェーデンの入院患者のコホート研究では、1965年と1998年に40歳以下で拒食症のため入院した7303名の女性について、乳がんの発生率が53%低いことがわかっています。

悪液質の状況下でのエネルギー制限は決して行わないでください。タンパク質を増やした高栄養食にしなくてはいけません。高栄養というのは高糖質ということではありません。食欲のないときは豆スープやけんちん汁を多めに作っておき少しずつ何度も食べてください。食事では不足であれば、健康保険の適用になっている液状の栄養剤（エンシュアリキッド、ラコール、プロショアなど）を試してみましょう。

肥満と炎症

脂肪細胞が肥満化すると、炎症物質を分泌します。

過剰の炭水化物は体内脂肪として蓄積されやすいので、体内脂肪が多い方はまずおなかを引っ込めることを考えましょう。過剰の糖から変換された中性脂肪は内臓付近の脂肪細胞に取り込まれます。肥満化した脂肪細胞は、炎症を促進しがんを悪化させます。

また、悪液質は脂肪細胞が炎症反応により分解されることで亢進（進行）することが動物実験で判ってきました。

食べる量を減らすことが難しい方は、ブロッコリーやカリフラワーなど、お腹にたまる野菜を多く摂ると満腹感が出ます。

朝はセンブリや酢など苦い物、酸っぱい物を摂り、野菜ジュースから始めて胆汁（コレステロール）の排泄を促します。糖質を摂れば脂肪が使われることはありませんので、まずは糖質を制限することが重要です。肝臓が胆汁としてコレステロールの排出をしますから、できるだけ再吸収を減らすように食物繊維を摂ると効率的です。

最近、えのき茸に脂肪の燃焼効果を高める成分が発見されました。また、お茶のカテキンにも燃焼効果を高める働きがあります。これらにより脂肪細胞が正常化することで、炎症を抑えることが可能です。

水溶性の毒は、おおむね尿から排出されます。しかし脂溶性の毒は細胞膜や脂肪層に入り込みます。つまり太っている方は毒の保有量が多いというわけです。このような方はジュースファスティングやベジタリアンダイエットなどが効果的です。量的に生野菜を50％程度にして炭水化物を控え、豆や大豆などの植物性タンパク質を主にとります。運動も加え標準体重に持っていくことも大切です。しかしＢＭＩで21以下にはならないようにしましょう。

ここまでわかってきた野菜や果物の抗がん作用

抗がん作用が実験的に確認できている植物由来の物質は大変多くあります。色のついている野菜にはポリフェノールという物質が含まれています。これらは身体やがん細胞が作り出した活性酸素を除去してくれます。これだけでも多く摂ればがん細胞付近の環境を変えてくれるので、がんの進展を防いでくれます。

〔強い抗がん性のある野菜〕

・アブラナ科
・ブロッコリー
・キャベツ

ブロッコリー――ブロッコリーをはじめとするアブラナ科の植物に含まれるイソチオシアナートは、解毒酵素の働きを活発にする作用と、活性酸素の害を抑える作用があります。そしてブロッコリーに含まれるスルフォラファンというイソチオシアナートは、最も強い発がん予防効果を持つといわれています。ブロッコリーの新芽であるブロッコリースプラウトは、成長したブロッコリーに比べ、50～100倍のスルフォラファンを含んでいます。

カブ――カブの成分である brassicaphenanthrene A は、女性の乳がんのリスクを86％減少させました。またLDLコレステロールの酸化を98％防ぎ、インビトロでのヒト乳がん細胞（MCF―7）をわずか12時間で86％殺しました。

唐辛子――唐辛子の成分カプサイシンは肝臓がん細胞に毒性が強く、実験では85％

のがん細胞を殺しました。カプサイシンはサブスタンスPを阻害して痛みを止めます。(1997J Clin. On)

にんにく――にんにくは昔から抗菌、抗ウイルス、抗血栓、高血圧、抗腫瘍作用があるといわれますが、にんにくの仲間であるニラ、ネギ、ラッキョウ、アサツキなどにも同様の成分が含まれています。抗酸化作用の高いセレニウムも含まれています。多くの論文でにんにくのがんに対する研究があります。熟成にんにくに含まれる匂いのない水溶性含硫アミノ酸であるS-アリル-システインは免疫力を上げ日和見感染を防ぎます。

りんご――D-グルカル酸は、100gのりんごに300mgも含まれています。肝臓解毒を促し排毒を容易にし、体の浄化を助けます。りんごの皮は腫瘍抑制因子を亢進(=高めること)させ、細胞浸潤、転移、血管新生を抑制します。

生姜――6-ショウガオールとプテロスチルベンは乳がんの幹細胞を標的に抗がん作用を発揮します。若返りの物質レスベラトロールによく似たプテロスチルベンは、同様の働きでがんに対する抵抗性を高めています。生姜の成分であるジンゲロールやパラドールなどは、がん関連遺伝子の突然変異を抑制し、慢性的な炎症を緩和させ、がんの増殖・転移を防いでいることが動物実験などで明らかになっています。

キノコ類――茯苓《ぶくりょう》、猪苓《ちょれい》、霊芝《れいし》、冬虫夏草《とうちゅうかそう》などには、特に多くのβグルカンが含まれています。でんぷんに大変よく似た多糖類βグルカンには、マクロファージ・T細胞・NK細胞などの免疫細胞を活性化する作用が証明されています。

海藻類――海藻類にはミネラルが多く、ミネラル不足を解消してくれます。海藻類にはねばねばする成分であるフコイダンが含まれています。また、アルギン酸など傷を修復する成分も含まれており、腸管を修復してくれます。多くの水溶性食物繊維は解毒を促進します。胃や大腸などのがん細胞にフコイダンが直接付着すると、がん細胞はアポトーシス（自殺）を起こし、腫瘍を傷害します。

サメ軟骨――軟骨組織は、がん細胞に供給する血管の新設（血管新生）を防いだり修復したりすることが判っています。がん細胞は新生血管というらせん状の血管を作って、そこから酸素と栄養を取り込みます。サメ軟骨には新生血管の造成、成長を阻害する作用があり、それによりがん細胞が成長できずに死んでいくといいます。ただし、この作用により手術の傷が再生しにくくなりますので、手術の前後の服用は避ける必要があります。

どの食事法が正しいのか……今だに正解と思われるものはありません。まずがん治療は人に頼るのではなく、自分が中心になることです。理論を知っておけば、自分に合った食事を選ぶことができます。

代謝から見たがんの特徴と対策

がんは酸欠を好む

がんの代謝をスタートさせる低酸素誘導因子は、低酸素で起動します。つまり血液の酸素を豊富にするほど、がんにかかりにくくなるわけです。血中の酸素を増やすには、体に入ってからアルカリになるような食べ物を多く摂ります。

がん細胞は酸性体質が好き

身体をややアルカリ性にすることはがんの成長を遅らせます。ベジタリアンダイエットは代表的なアルカリダイエットです。重曹や、重炭酸カリウムを摂ると、身体はアルカリ性になりますが、これも貧者の抗がん剤といわれています。

血液は酸素が多いとアルカリ性になり、酸素が少ないと酸性になります。実際には血液の酸性度はpHが7・4とほとんど安定しているのですが、がん細胞の周囲はがんが作り出す乳酸によってpHが低く（酸性気味）なっています。しかし身体は様々な方法で血液のpHをコントロールしているので、血液はpH7・4を保ちます。たとえば細胞中のカリウムや、骨のカルシウムを放出したりしてpHを7・4にしようとします。このことが、骨密度が低くなることや、がん細胞中のカリウムの量が少なくなるなど、症状や細胞の状態に影響するのです。

酸素が多い血液　＝　アルカリ　⇧野菜
酸素が少ない血液　＝　酸性　⇧肉・炭水化物
⇩
がん

がん細胞は無酸素呼吸をして乳酸を作ります。乳酸はがん細胞の周りを酸性にして、さらにがんは広がりやすくなります。酸性の血液は酸素が少なくなっているので、がん細胞は広がりやすくなります。そこで酸素を充分取り入れます。（1日30分酸素吸引を行う）

アルカリ食品を多食することは、結果としてがんを広がりにくくする体の環境を作ります。ゲルソン療法のニンジンジュースは、低くなったがん細胞中のカリウムの損失を防ぐために考えられたといわれています。

重曹は身体をアルカリ性に向けてくれますが、ナトリウムが多いことが問題です。そこで身体のpHを健康的に上げるために重炭酸カリウムを摂る方法があります。Alka Maxという商品名で出ています。この効果は通常尿や唾液のpHを計ることで判ります。

・唾液の理想的なpH範囲は約6・4～7・2です。（6・4以下は酸性になり過ぎで

す。また7・2以上はアルカリ性になり過ぎです）

・尿pHは、理想的には夜はおおよそpH7・5（夜間のアルカリ性）、朝はpH5・0（午前中の酸性）と1日の中で変化します。正確なpH値の読み取りをするには、3日間、1日3回朝、昼と夜の食事の前に検尿します。まず通常の状態を知り、その後食事やサプリメントを変えることでどのように変化するか観察します。

ちょっと整理

pHとは水素イオンの濃度のことです。pH7で中性になります。水素イオンはもともとごく微量です。そこで0・0001などと書いても分かりにくいので、はじめからゼロの個数を数えようというものです。

本当は－（マイナス）が付くところをそれも省略して、1から14までの数で表します。したがってpH14とは、水素イオン濃度が0・00000000000001と大変少ないのです。中性は0・0000001でゼロが7個なのでpH7といいます。

さて、血液中のpHが低くなると、細胞内のカリウムが細胞外へと流失します。がん細胞に特異な環境は細胞内のカリウム、マグネシウムの低下とナトリウムの上昇です。マックス・ゲルソン博士はこのことに注目し、高濃度のカリウムを摂り、ナトリウム〔塩分〕の排除を徹底しています。

ゲルソンがん食事療法ではクエン酸カリウム、グルコン酸カリウム、モノリン酸カリウムを1日に各1g、計3g摂るようにしています。

ではもう少し、がんの代謝についてお話しします。

がんは高温に弱い

がん細胞が活動するのは低温のときです。高温では活動できません。体温を40度に1~2週間保つと、乳酸脱水素酵素（次項で解説します）が働かなくなるので無酸素呼吸ができず、がん細胞はエネルギー切れになり、弱っていきます。よく「がんになったけれどもインフルエンザで1週間寝込んだらがんがなくなっていた」という話を聞きますが、それは熱によってがん細胞が生きられなくなったからです。また、高温下では熱によってできたヒートショックプロテインが免疫力を増強するので、攻撃しやすくなります。又人間の免疫細胞はがん細胞より高温で活性度が上がるために、がんを攻撃しやすくなるのです。

そのため、温浴、サウナ、温灸器、温熱治療器など多くの器具や治療法があります。部分的な温熱治療は熱対抗性のがん細胞を作ることもあるようですので、部分的な温熱も大切ですが、体全体を高い温度に保つことがさらに重要です。

乳酸脱水素酵素ＬＤＨ

酸欠状態では、乳酸脱水素酵素ＬＤＨが主なエネルギー産生の経路です。ガン細胞では酸素があっても同様のエネルギー産生の経路を使います。ＬＤＨの活性は、細胞ダメージに直接つながるわけではありませんが、がんの増殖に大きな影響を与えます。ＬＤＨが活性化する原因として低酸素誘導因子の働きがあります。普段はおとなしいこの低酸素誘導因子は、低酸素や発がん性物質などの影響で活性化します。

このＬＤＨは、39～41度で活性を失います。これが温熱療法が必要となる理由です。

がん細胞は炭水化物が大好き

がん細胞のエネルギー源はブドウ糖だけです。さてブドウ糖になる「炭水化物」とは、何のことでしょう?

たとえば砂糖の甘さを持つジュース、ビール、お酒、お菓子、あんこ、煮物、照り焼きのたれのような、甘さを持つ食べ物には炭水化物が多く入っています。甘さをそれほど持っていないものではご飯、スパゲッティ、うどんのような食べ物に入っています。

食事療法では、このようなブドウ糖に変換される炭水化物を、ある程度制限します。(短期的には)炭水化物制限食を2週間ほど行って炭水化物中毒を取り、同時にがんの栄養を絶ちます。もしこの時すでにやせすぎているなら中鎖脂肪酸や短鎖脂肪酸、タンパク質でエネルギーを確保する必要があります。長期で行うときは専門家の指導を仰ぎます。これでがん細胞は兵糧攻めに遭い、大きくなることが困難になります。

ケトジェニックダイエットは主なエネルギー源を脂質にしたものです。糖質のみを抑えるものは低糖質ダイエットとかプロテインダイエットなどと呼びます。

がんは栄養失調を好む

がん患者の40％とも70％とも言われる栄養失調。「えっ、いまどき栄養失調？」と思うかもしれませんが、がん患者でなくても何らかの栄養失調がある方は、実は多いのです。

たとえば日本人の高齢者の60〜70％は胃酸が少なく、タンパク質やビタミンB群、ミネラルを吸収できません。これはつまり栄養失調です。また、偏食による栄養失調の方も少なくありません。毎晩お酒を飲む方は、大量にビタミンB1を消費します。

がんの最初の自覚症状は疲労です。それはがん細胞によって有酸素呼吸ができなくなることでエネルギー産生が著しく低下するからです。ビタミンB群やミネラル、CoQ10など、クエン酸回路をフル回転させるための最低限の栄養が必要で、逆にこのような栄養がなければ、がん化が始まるということです。

がん細胞は自分の細胞

がんは代謝病です。自らの細胞が際限もなく増えるのです。感染や毒素がきっかけとなることはありますが、その後、自分の細胞が暴走していき、正常な代謝をしなくなります。その原因は実はまだはっきり判っていません。いくつかの共通することは、

・無酸素で生きてゆける（酸素が豊富だと生きづらい）
・がん細胞は不死身（クエン酸サイクルが正常になるとがん細胞は死ぬ）
・異常な増殖をする（エネルギーを大量に使う）
・増殖に必要な血管を自分で作る
・低体温で活発（高温では生きられない）
・がんは酸性体質を好む
・正常細胞は活性酸素を分解する酵素を持つが、がん細胞は活性酸素を分解できないで活性酸素を放出する

などです。

まずは、がんが生きやすい環境のうち、自分で考えられるすべての原因（ストレス、食べ物、飲酒、喫煙、環境など）をできるだけ取り除くことが大切です。

砂糖はがんの主要な栄養源

クエン酸サイクルで糖を燃やすと、酸素をいっぱい使い、カスも出ないで燃え、二酸化炭素と水が出来ます。つまりクリーンでエコな燃焼をします。（それでもちょっと燃えカスが出ます。それを活性酸素と呼びます）

ところががん細胞では酸素を使いません（**無酸素呼吸**）。くすぶった状態で煙を出しながら燃料を燃やすようなものです。煙は体に様々な負担をかけます。（ここでいう煙とは、乳酸のことです）

エネルギー通貨と呼ばれるＡＴＰの80％は、ミトコンドリアのクエン酸サイクルを経て最後に電子伝達系でＣｏＱ10という補酵素を使い、炭素に酸素をくっつけて水と二酸化炭素を排出します。このとき36個のATPを作り出します。そしてタンパク質や脂肪もミトコンドリアで燃やせるようになっているのです。

残りの20％は解糖系という、酵母のような原始的な代謝で糖を分解し乳酸を作ります。しかしなぜかがん細胞は酸素を使わず解糠系を使います。また、このときATPはわずか2個しか作れませんので、がん細胞は糖を大量に取り込む仕組みも持っています。そしてがん細胞は、作った大量の乳酸を肝臓などでブドウ糖に戻します。このときATPを6個も使う必要があります。トータルで4ATPマイナスになります。

このマイナス分が、疲労となって現れます。

〔通常の細胞〕

エネルギー生産量　大　ATP＋36個

ブドウ糖のほかにタンパク質、脂質をエネルギーとして使えます。

クエン酸サイクルで燃やして二酸化炭素を排出します。

〔がん細胞〕

エネルギー生産量　減　ＡＴＰ－4個

ブドウ糖しかエネルギーとして使えません。

クエン酸サイクルを使わず解糖系からＡＴＰを2個作り乳酸を排出します。

乳酸はエネルギーを使って再びブドウ糖に変換されます。これをするのにＡＴＰを6個使います。

普通の細胞はブドウ糖、たんぱく質、脂質を使ってエネルギーを作ることができます。ブドウ糖はエネルギーに変換される時、解糖系を通りブドウ糖を2つに分けピルビン酸を作ります。

ピルビン酸から無酸素の時はＬＤＨ（乳酸脱水素酵素）を使って2ＡＴＰと乳酸を作ります。

酸素があれば、ミトコンドリアというエネルギー工場に送られ酸素で燃やし36ＡＴＰを作ります。

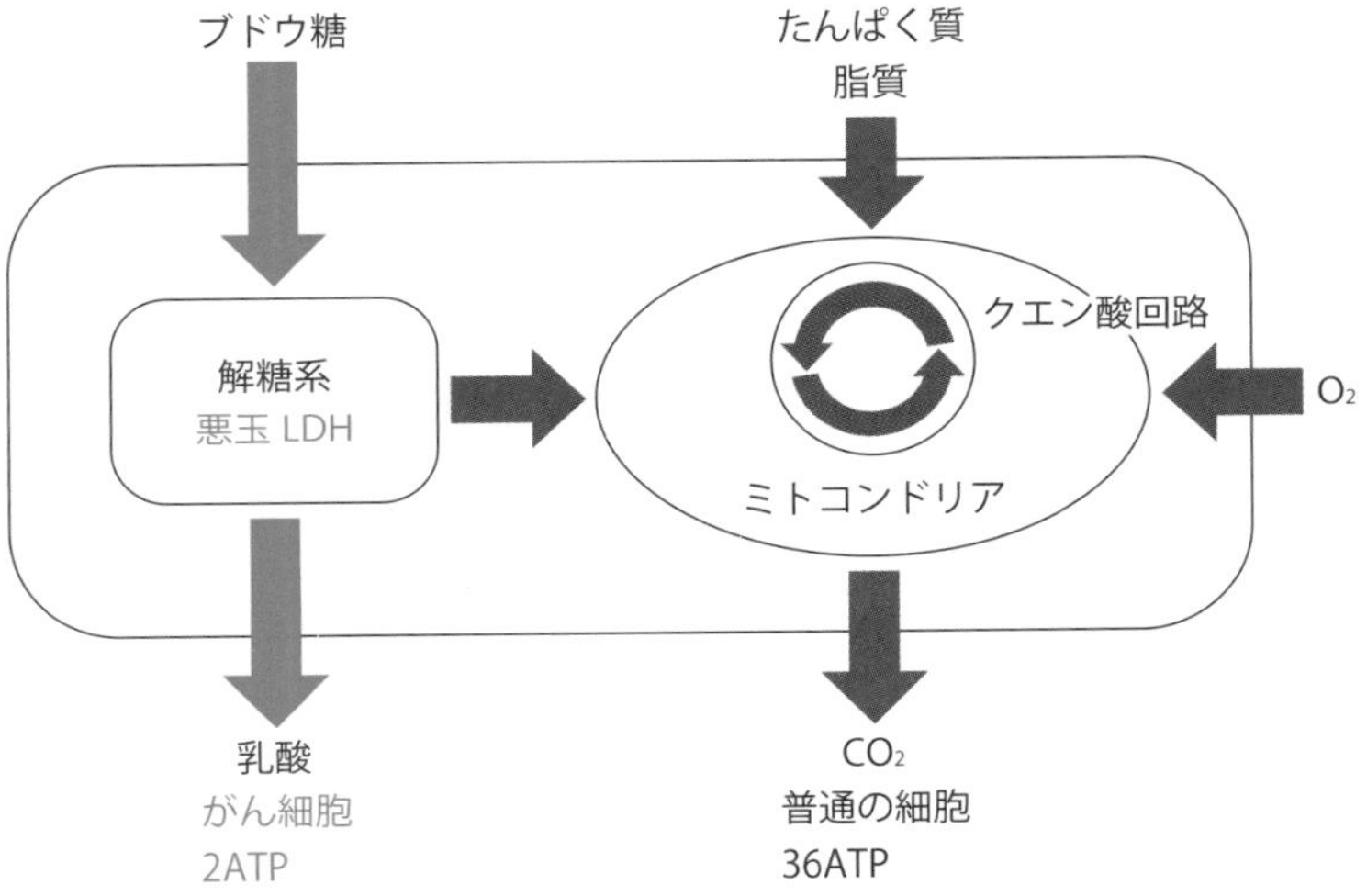

がん細胞では、ブドウ糖から解糖系で悪玉ＬＤＨを使って乳酸を大量に作ります。組織は乳酸により酸性の状態になります。悪玉ＬＤＨは組織が酸性になっても作るのを止めず、身体は乳酸で酸性になり、ますますがんの好む環境が作られてゆくのです。

エネルギーの通貨ＡＴＰ

ご飯を食べても身体はご飯を燃やして身体を動かすわけではありません。一度どの細胞も37度程度で活動に使える燃料にします。その燃料がＡＴＰ（アデノシン３リン酸）です。

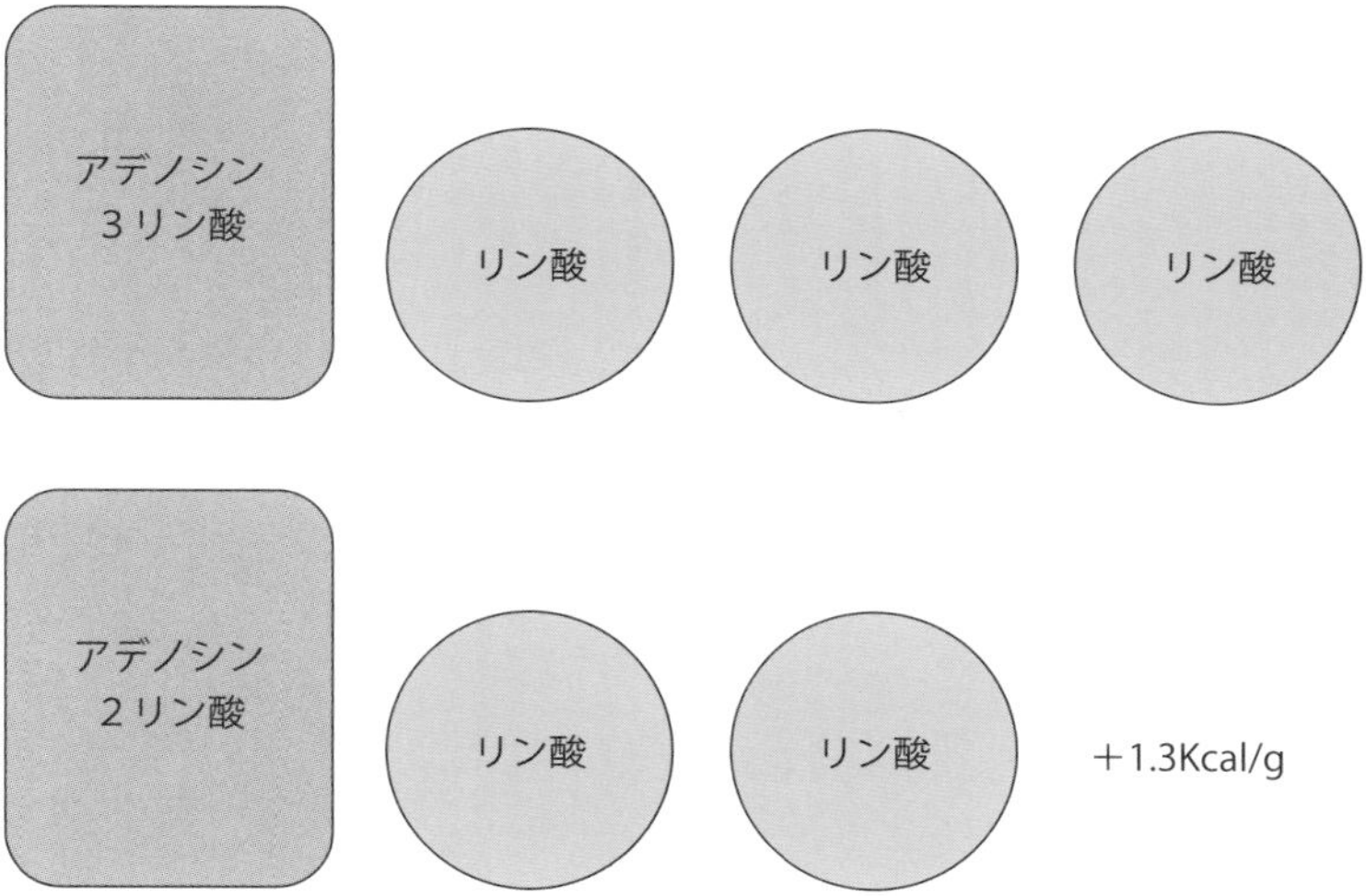

ＡＴＰはリン酸基が３つあり、１つのリン酸を切り離してＡＤＰ（アデノシン２リン酸）になります。このときブドウ糖なら１g当たり１・３㎉ほどのエネルギーを作り出します。ブドウ糖を燃やせば４㎉を作りますが、ＡＴＰが作れるのは１／３程度ということになります。

炭水化物、たんぱく質、脂肪は通常の細胞ではＡＴＰを作りますが、がん細胞は炭水化物からしかＡＴＰを作ることができません。

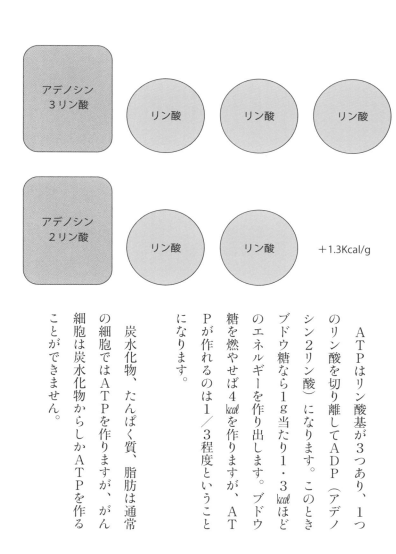

無酸素呼吸は短距離走などで体験できます。ダッシュした時足が痛くなるのは、酸素が足らないので解糖系で乳酸が作られるためです。組織の乳酸が増えてくるとＬＤＨは働かなくなりエネルギーを作らなくなります。しかしガン細胞の悪玉ＬＤＨは常に大量の乳酸を作りつづけます。

代謝系を活性化する自然療法

異常なガン代謝の指令は低酸素誘導因子ＨＩＦから出されます。ＨＩＦは毒や活性酸素、低酸素などで活性化されます。ですので高酸素にしてあげることで、低酸素誘導因子を抑えるわけです。アルカリ気味にしてあげる、解毒する、水素ガスや抗酸化物質で活性酸素をとる、といったことが重要になるのです。

ミトコンドリアを活性化する

がん細胞は、ミトコンドリアにあまりピルビン酸が行かないように阻害しようとします。この阻害を取ってくれるのがジクロロ酢酸ナトリウムというサプリメントです。また、ミトコンドリアを活性化するためには、酸素濃度を上げることも有効です。酸素ガスを1日30分ほど吸ったり、酸素カプセルに入るのも効果があります。

ミトコンドリアにしか使えないエネルギー源であるタンパク質、脂質をエネルギー源にすることが大切です。糖質は主要ながんのエネルギー源ですので過剰な摂取は控えます。

わずか38度ほどで炭水化物を燃やすには、効率の良い触媒が必用です。それが酵素、補酵素、ビタミン類です。多くの酵素は効率を上げるために微量の金属を含んでいます。これがミネラルといわれるものです。

エネルギー経路を断つ

がん細胞が作った乳酸を再びブドウ糖に変換するために6ATPを消失します。このたくさんのエネルギーを使って作ったブドウ糖をまた、がんが利用してしまいます。このためがんの患者さんは食べてもやせていき、その第一の症状は疲労となります。

硫酸ヒドラジンはこの酵素を阻害するので、がんのエネルギーを抑えることができます。食事では低糖質にするためにタンパク質、脂質を増すようにします。

LDHを抑制する（酵素が働かない温度にする）

LDHは低体温で活躍しますが、39～41度で働かなくなります。お風呂やサウナなど温度を高めることは重要です。

アマゾンフルーツのグラビオラに含まれるアセトゲニン系の成分は、これらのがん代謝に関係する異常が出ている因子HIF-1a、NF-κB、GLUT1、GLUT4、HKII、LDHAを抑制します。

細胞の歴史をさかのぼるがん細胞

今から15億年前の細菌の中には、酸素を利用してエネルギーを作り出す好気性細菌がいました。原始真核生物の嫌気性細菌のあるものはそのような細菌（ミトコンドリ

ア の先祖）を体の中に取り込み、共生することにより酸素を利用できるように進化しました。嫌気性細菌は栄養を取り込み、好気性細菌は嫌気性細菌の中で酸素を利用して大きなエネルギー（酸素を使わない場合に比べて約20倍）を作ることが可能になり、多細胞生物になっていき、陸上に上がってきたのです。

がん細胞は取り込んだ好気性細菌であるミトコンドリアが使えなくなった状態で、正常な細胞が15億年前に逆戻りし、糖から乳酸を作る乳酸菌のような嫌気性細菌の代謝を行っているのです。この乳酸を作るＬＤＨという酵素は39～41度で活性を失うので、がん細胞はエネルギーを作ることはできなくなり死んでしまいます。

ガンが苦手な食事（ダイエット）

通常の細胞はブドウ糖から解糖系で2個ミトコンドリアのクエン酸回路で36個のエネルギーを作れるのに、がんは解糖系で2個のＡＴＰ（エネルギー）しかつくれません。ところがその乳酸を肝臓でグルコースに戻すのに6個のＡＴＰ（エネルギー）が要ります。おまけにエネルギー効率が悪いので大量にブドウ糖を取り込もうとするのです。

つまりがん患者の場合、炭水化物を与えると、体は疲れるけれどもがんは元気になり、乳酸濃度が上昇し、がんには住みやすく体には負担をかける結果になります。ところががん細胞は、脂肪やタンパク質をエネルギーとして使うことはできません。一方、普通の細胞にはそれができるのです。このような考えで裏づけられているダイエットを高たんぱく質ダイエット、ケトン体ダイエット、サウスビーチダイエットと呼びます。平均的なダイエットで循環器学会の出しているダッシュダイエット、糖：たんぱく質：脂質を４：３：３にしたゾーンダイエットなどがあります。

生の野菜や果物をベースにしたローフードダイエット、ジュースダイエットなども、抗酸化力に優れ比較的低糖質なので多くのメリットがあります。

がん細胞のブドウ糖好きを利用した検査

がん細胞は、ブドウ糖が大好きです。がん細胞は、正常な細胞と比べて3～8倍のブドウ糖を取り込む特性があります。このような特徴を利用したのがPETという検査方法です。先ず放射性フッ素でマークを付けたブドウ糖もどき（FDG）をがん細胞に食べさせます。がん細胞は貪欲にブドウ糖を食べますので同様にFDGも食べてしまいます。FDGはガンマ線を出すので、写真を撮ると、がん細胞だけがハッキリ浮かび上がります。

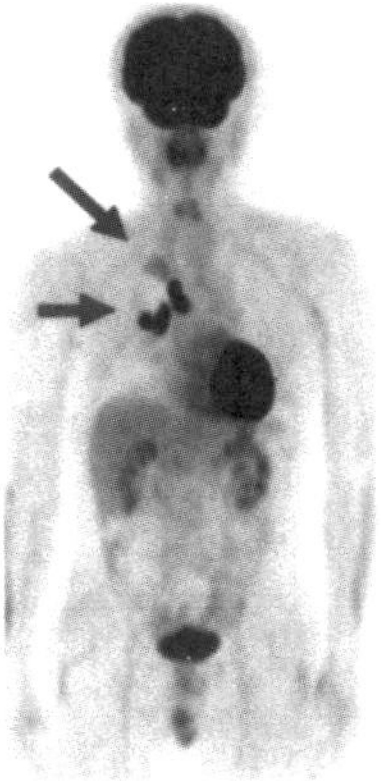

がん予防と治療のための11のポイント

1、肥満　やせにならない範囲で、できるだけ体重を減らす（＊1）。

2、運動　毎日30分以上の運動をする（早歩きのような中等度の運動）。

3、体重増につながる食物と飲料　高カロリーの食品を控えめにし、糖分を加えた飲料を避ける（ファストフードやソフトドリンクなど）。合成甘味料は砂糖よりさらに危険です。

4、植物性食品　いろいろな野菜、果物、全粒穀類、豆類を食べる（野菜と果物は1日400g以上）。

5、動物性食品　肉類（牛・豚・羊など、鶏肉は除く）を控えめにする（＊2）。加工肉（ハム・ベーコン・ソーセージなど）を避ける（肉類は週500g未満）。魚を多食する。

6、アルコール飲料　アルコール飲料を飲むなら、男性は1日2杯、女性は1杯までにする（1杯はアルコール10〜15gに相当）（＊3）。

7、食品の保存・加工・調理法　塩分の多い食品を控えめにする。
8、サプリメント　がん予防の目的でサプリメントを使わない（＊4）。
9、特別な集団への推奨1　生後6か月までは母乳のみで育てるようにする（母親の乳がん予防と小児の肥満予防）。
10、特別な集団への推奨2　治療後のがん体験者は、がん予防のための上記の推奨にならう。（やせることを目標としないでください）
11、喫煙　禁煙を忘れずに。

＊1　日本人ではやせすぎ、栄養失調に注意が必要です。
＊2　動物性食品でも魚（塩漬けでない）は推奨されます。（信頼できる豚、羊、鶏は、食べすぎなければ決して悪い物ではありません）
＊3　1杯程度飲むのであればレスベラトロールの豊富な赤ワインがお勧めです。
＊4　食事をサプリメントで補うのは問題ですが、実際に理想的な食事ができない人にはサプリメントで補うほうが健康な状態を維持できます。

（がん予防のための推奨（2007年世界がん研究基金）より）

日本の食生活と体格では、欧米の食事指導と違うことも多くあります。日本では低栄養にならない注意が必要です。

健康的といわれる日本食は、本当はリスクが高い!?

日本人の普通の食事では、炭水化物（糖質）70％以上の場合が少なくありません。

（例）490kcalの食事

タンパク質	18・7g	15％
脂質	9・1g	17％
炭水化物	81・9g	68％
カルシウム	138mg	
食物繊維	5・4g	
食塩	2・9g	

ご飯　150g
焼魚
切り干大根
なす・わかめのみそ汁
みかん

これはある病院食ですが、白米でカロリー調整するため、脂質を減らせばさらに白米を増やしています。これではがんにエサをやっているようなものです。できれば発酵発芽玄米にして、タンパク質・脂質を増やします。生野菜もふんだんに摂り血液をアルカリ気味に整えます。（尿のpHで確認します）

白米、食パン、うどんはジャンクフード

ジャンクフードといえば、ハンバーガーとかドーナツ、ホットドッグなどのことをよく攻撃しますが、欧米ではこのような食べ物をまとめてエンプティーカロリー（栄養素のないカロリー）といいます。（日本での解釈は太らない、カロリーのないお酒のようなものを指している場合があります）

そして、精製された穀物は、これらと同様に栄養のないカロリーを作ります。このような栄養を含めてエンプティーカロリーといい、ジャンクフードのカテゴリーに入ります。白米、食パン、うどん、おだんご、せんべいもこの中に入るのです。

繰り返しお話ししますが、ブドウ糖は唯一のがんのえさです。主食としている白米や食パンは甘くないので糖質とは思わない人もいますが、口の中で唾液のアミラーゼと混ざりブドウ糖に変換されてしまうのです。でんぷんなどの炭水化物（糖質）はブドウ糖に変換されるので、お菓子やケーキだけではなく、白米や食パンも皆ブドウ糖に変換され、がんのえさになってしまうのです。

白米は、栄養学的にはご飯のおよそ半分の重さの砂糖と同じカロリーを作り出します。つまり１２０ｇのご飯は、砂糖約60ｇに匹敵します。砂糖を60ｇ食べて仕事をするというのは体に悪そうに思えるでしょう。白米だけ食べていると、同じことになるのです。もちろん日本人の主食である米のエネルギーは特別と考えることも大切ですが、ここでは、一般的な栄養学の解釈のお話です。

先日、患者さんの家族から電話があり、最近食欲がなくなってきたというので、「あまりこだわらずにデパ地下などに行って、おいしそうなものをお土産に持って行って食べさせてあげてください。食欲を増すのが一番重要ですから」と、色とりどりの野菜やエビなどが入っているサラダなどをイメージして、確かにそういったアドバイスをしたのですが、後から聞くと、カップラーメンをおいしそうに食べていたと言っていました。ラーメンもやはりジャンクフードの仲間です。またカップからビスフェノールのような有害な環境ホルモンも出ますので、あまり食べてほしくはありません。

まずはサラダを美味しくいっぱい食べる習慣をつけてください。蒸した野菜でもOKです。ご飯などの主食を少し控えめにして雑穀米、全粒粉、そば、ライ麦など食物繊維や精製していない穀物を選んでください。野菜に添えて魚や豆腐や豆や種（ナッツ）を一緒に食べます。

玄米について

玄米は完全栄養食品と呼ばれ、栄養素が非常に豊富です。１００gの玄米に含まれる栄養素を見るとタンパク質６・８g、脂質的２・７g、ミネラル６５０㎎、ビタミンB１が０・41㎎、食物繊維３・７ｇと、白米よりも相当多くの栄養があります。

玄米は残留農薬の問題や消化の難しい人もいますので必ずしもすべての人に勧められるわけではありません。また玄米の胚芽や表皮には、フィチン酸という排毒作用の高い物質や、アブシジン酸というミトコンドリア活性を下げる毒性物質など、様々な物質が含まれています。

玄米を長く食べていると顔が黒ずみ、腎臓が萎縮してくる原因だという人もいます。これが玄米の表面に付いたアブシジン酸のせいであるという話もあります。

アブシジン酸などの毒性物質を無害化する方法はいくつかあります。

●玄米を水に浸し約12時間寝かせると、上澄みが浮いてくるのでそれを捨てて炊く。

●発芽玄米にして炊く。玄米を洗った後、冬場なら24時間から36時間、夏場なら12時間から24時間、浸水をさせ、芽が出始めれば酵素がアブシジン酸を無害化してくれます。これを作るのに自動で発芽玄米にして炊いてくれる炊飯器もあります。

●フライパンで10分ほど乾煎りをします。アブシジン酸は熱に弱いので、10分ほど加熱することで無害化させることができます。玄米が茶色くなり、プチプチと音が鳴り終わったら完了です。この方法で炊くと香ばしく仕上がります。

このようにして炊いた発芽玄米をさらに2～3日保温して作った発酵発芽玄米はさらに栄養価の高い食品です。

次にフィチン酸の問題です。フィチン酸はキレート作用を持ちミネラルと強く結合しますが、複数のミネラルと既に結合した状態であるフィチンは、体内のミネラルと結合することはありません。つまり、体内のミネラルを排出してしまうようなことはなく、フィチンはミネラルの吸収阻害の問題が見られないことがわかってきたのです。

フィチンの安全性については、厚生労働省が発表した『既存添加物の安全性の調査研究（平成18年度調査）』という調査の中で、コメヌカから抽出した「ペプチド及びフィチン酸」は安全性に問題がないと結論しています。

その他の食品について

小麦粉については、グルテン耐性のある人や農薬、遺伝子組み換えの問題などもありますので、玄米よりもさらに複雑です。体に合わないと思ったら摂るべきではりません。食べるなら全粒粉を使ってください。遅延型アレルギーのある場合、慢性的な疲労が出るかもしれませんが、意外と大好物がアレルギーの原因ということも間々あるので、小麦好きの人は遅延型アレルギーのテストをするのも良いです。

炭水化物には様々な種類があります。例えばカボチャやニンジンや芋は、多くの糖質を含んでいます。しかしこれらの糖質は比較的吸収されにくく、糖質のほかに解毒をサポートする食物繊維やポリフェノールをはじめとする様々な栄養素が含まれています。ご飯代わりにこのような野菜を食べるのなら、それも結構です。

どうしてもおなかいっぱいご飯が食べたい方は、マンナンライスというコンニャクの成分で作ったコメのようなものを混ぜることもできます。

満腹感がないことで不満の方は多いと思いますが、ブロッコリー、カリフラワーなど、糖質を含まない野菜でしたら、おなか一杯食べても問題はありません。特に始めのうちは充分に満腹感を得ることを重要視してください。

食べる順番として、生野菜を初めに食べると、その栄養を効率よく吸収し、消化酵素の働きを生かし消化の助けになるばかりでなく、満腹感も得ることができます。

がんになったら、何を食べたらいいの？

第4章

がん患者は何を食べたらいいのか

がん細胞が住みにくい環境を作る

食事でがんを治そうと思ったら「食べるものがない」という現実

日本では、クレンジング、断食、ファスティングなどががん治療で流行っているようです。日本人は生真面目ですのでそれぞれの本に書いてあることをよく守ります。有名なゲルソン療法では、塩を摂ったらだめ、油脂類と動物性タンパク質の制限、精製された砂糖、人工甘味料などの食品添加物や加工食品はだめ、大量の野菜ジュースを一日に何杯も飲む。玄米菜食では当然菜食で、さらに大豆はだめ、油はだめ。低糖質ダイエットではご飯はだめ、油はだめ。

これらを全部避けると、食べるものはなくなります。

実際にどうしてよいかわからなくなっているがんの患者さんはいっぱいいます。

日本で勧める多くの食事療法は玄米菜食かベジタリアンに偏ったものが多いのですが、三大栄養素は糖質、脂質、タンパク質です。特にやせた方や、治療のために食べることが困難な方が、梅干がゆだけでは養生しようにも免疫細胞すら作ることができなくなります。特に三大栄養素については、そのときの状況で臨機応変な対応が必要です。

たとえばゲルソン療法については多くの結果を出しています（アメリカがん協会では認めていません）が、ジュースばかり飲んで気持ちが悪くて続けられないなど、実際にこれを行うことが困難な方も多くいます。また、ゲルソン療法はカロリーで言えば高糖質ダイエットになります。タンパク質・脂質はきわめて少ないからです。それでも良い効果が出るのはおそらくビタミン、ミネラル、ファイトケミカルのおかげかと思います。しかしタンパク質をすぐにでも補給しなくてはいけない人には向いていません。

ゲルソン療法に限らず、日本の食事（ダイエット）指導は経験によるものがほとんどで、患者の状態に合わせたものではありません。たとえばクレンジングダイエットは短期間であれば効果を上げることも少なくありませんが、栄養学的に高栄養というわけではありません。特にタンパク質を消耗する状態（やせてくる）では、タンパク質の摂取は重要です。悪液質や腹水、胸水、皮膚の崩壊で体液が失われている状態では、総摂取カロリーの50％以上のタンパク質を食べることを考えなくてはなりません。総カロリーも増やします。

日本には、このような食事指導のプロトコール（手順）を持っている医療機関はあまりないと思います。日本では比較的高糖質のプロトコールが多いようです。そして結局、糖質65～70％の食事がバランスがとれた健康的な食事であるといって、がんの患者さんに出されています。

欧米で健康的な炭水化物といえば、穀物を未精製で食べることを勧めており、これは７０００以上のエビデンスを元にしています。しかし日本では、玄米はあまり推奨されていません。これは、農家は玄米で出荷しますがこの段階では様々なゴミや残留農薬も入っているからだといいます。つまり日本では玄米を最終商品としては考えていないのです。ここでゴミや農薬が多少混ざっていても、その後の精米できれいになるので構わないということでしょう。

このことを考えると、日本では、信頼できる農家さんが無農薬で栽培した玄米以外は食べないほうがいいかもしれません。

いくら食べても大丈夫な食べ物と、少量でも害になる食べ物がある

私（筆者）は、タイプ1の糖尿病を持っています。これは自己免疫疾患で、私の体はインスリンを作っていません。ですので、できるだけ糖質を控える習慣があります。がんの食事も同様です。血糖値やインスリンを上げない食事が大切です。また、加工された肉類も様々な食品添加物が含まれていますので、手作りで新鮮なもの以外はできるだけ避けます。さらに人工甘味料、遺伝子組み換え食品などを避けるようにします。スナック菓子なども果物に代えてください。糖質のない野菜類はたくさん食べるようにします。

次に紹介するのは、オーストラリアの糖尿病学会が勧めている地中海型の朝食です。

くし切りの大トマト

200gのキュウリ、乱切り

100gの低脂肪の薄切フェタチーズ
9個のブラックオリーブ
小さじ2のオリーブ油
みじん切りのマジョラム
挽きたての黒コショウ　オーツ麦、大豆、亜麻仁パン

368キロカロリー。18gのタンパク質。10gの脂肪。4gの飽和脂肪。45gの炭水化物（糖質10g、7gの繊維）。873㎎のナトリウム。糖質48％で低GIです。

この中で、パンやフェタチーズはある程度制限されるものです。パンは日本では玄米パンに代えるという方法もあります。キュウリは制限がありません。トマトはある程度制限がありますが、この程度の量は気にすることはありません。もしこの中にブロッコリーやカリフラワーが入っていても制限はありません。このような食事は糖尿病のみならず、がんの患者さんにも勧めたい内容です。

揚げ物は、痛んだ油や、水素添加した油だと、脂肪で出来た細胞膜は大変大きなダ

メージを受けます。調理にはパーム油やココナッツ油、非加熱にはエクストラバージンオリーブオイルを使ってください。

卵・牛乳については、ホルモン依存性のがんであれば控えましょう。卵や牛乳中のホルモンは人間の女性ホルモンと変わりがなく、その量も比較的多いからです。

体重が低下傾向にある人は、卵や豆や豆腐で補います。(豆腐や大豆に含まれている抗タンパク質分解酵素トリプシンインヒビターを心配される方もいますが、トリプシンインヒビターは50℃で不活になり、100℃で1分加熱するとすべて分解されます)

体をアルカリにする

体は常にpH7・4前後になるよう正確に調整されています。しかしがんの細胞の代謝は大量のブドウ糖から乳酸を作りますので、酸性に傾きます。そのため、人の体は細胞からカリウムを放出したり尿から炭酸を排出したり骨を溶かしたりと、様々な方法でpHバランスをとろうとします。

がん細胞は、酸性環境ではよく育ちますが、アルカリに近づくにしたがって活性は落ちてきます。体内ではがん細胞が作り出した乳酸でがん細胞付近の酸性度は上がってくるので、付近の細胞にも悪影響を及ぼすだけでなく、がん細胞の作り出す酸を排出することも難しくなってきます。

また、がん細胞は乳酸だけでなく、活性酸素も大量に放出します。

このように、がん細胞の付近では環境がますます悪くなっていきます。

そこで、食べるものからアルカリにしていけば、体にはあまり負担を掛けずにpHを保ってくれます。それには野菜をいっぱい摂ることです。野菜に含まれる多くのミネラル、抗酸化物質は、このような悪い環境を変えるのにとても適しています。ゲルソン療法の一つの効能は、このアルカリ化と豊富なカリウムと抗酸化物質にあるでしょう。また、フルボ酸という古代の植物の堆積層から取った有機酸がありますが、この中には植物に含まれていたミネラルが体に吸収されやすい形で含まれていて、体にある不要な重金属などを排除してくれるという優れた効果があります。

アルカリにするために重曹を摂ることもできます。カナダではメープルシロップと重曹を使った治療法があります。「メープルシロップ」と「重曹」を3対1の割合で小鍋に入れて、焦げないように弱火でかき混ぜながら、約5分間加熱します。これを毎日、小さじ1杯ずつ飲みます。糖質制限をしてメープル重曹液を摂ると、がん細胞に直接アルカリが送り込めると考えられています。

カリウムを増やす

がん細胞は、細胞内のカリウムが少なくなっています。血液の酸素が減ったり酸性になればそれを補うために細胞はカリウムを放出して血中のpHを保とうとします。カリウムが細胞から減ると細胞は活動できなくなり、がん化が進むことになるのです。

つまりアルカリ化とカリウムを豊富に摂ることは、がんが発展する環境に悪影響を与えることになります。

ゲルソン療法で前立腺がんを克服した渡辺勇四郎先生は、自らの治療をする傍ら、一つの疑問を持ちました。ゲルソン療法の効果はニンジンの薬効か、それともニンジンジュースに含まれているカリウムの影響かということでした。そこで彼は、がん患者さんに高栄養でカリウムの多い点滴をして良好な結果を得たといいます。彼は尿中のK／Na比を計り、11：55になるとがんは消えてしまう、と言っています。

では何がカリウムの多い食べ物かということですが、ニンジンは有名ですね。カブや大根、芋類、海藻などもカリウムが大変多く含まれています。

大量の野菜はジュースにすると摂りやすいのですが、身体は冷えます。森睦子先生が紹介している「酵素スムージー」は身体も冷やさず代謝も上げるといいます。

アルカリ食品とは、焼いた灰がアルカリになるような食品のことです。レモンはすっぱいので酸性食品かなと思う方は多いでしょうが、体の中ではアルカリを作ってくれるアルカリ食品なのです。アルカリ、カリウム、どちらもラテン語あるいはアラビア語で「植物の灰」を意味する qali、kalijan に由来するというぐらいですので、植物の灰には多くのカリウムが炭酸カリウムの形で含まれています。これを置いておくと空気中の二酸化炭素と結合し重炭酸カリウムができます。この重炭酸カリウムは身体をアルカリ化するためのサプリメントになっています。

ただしカリウムの大量摂取は腎臓に負担をかけるので、腎臓の悪い人は考慮が必要です。

炎症を起こさないようにする

オメガ6はリノール油などサラダ油や揚げ油に多く含まれ、多量に摂取すると身体は炎症傾向になります。

炎症は循環器、認知症、がんなど様々な病気の原因となっています。原因も様々で、細菌などの異物が体に入った時に免疫反応として起こる炎症をはじめ、リーキーガットという腸壁を通過してしまうタンパク質、歯周病、身体の器官の障害などがあります。

炎症を起こしにくくするにはEPA、ビタミンD、抗酸化物質が有効です。

必須脂肪酸にはオメガ3とオメガ6という油があります。魚に含まれるEPAはその中でも強い抗炎症効果のある油肪です。このEPAで抗炎症効果を出すには1日2～5g摂取する必要があります。EPAは魚の油に含まれていますが、質の悪いものは酸化していたり、重金属などで汚染されていることもあります。信頼できるものを選んでください。

ソフトカプセルは通常1g（1000mg）程度の魚の油が入っています。そのうちEPAが300～400mg程度含まれているものであれば、最低1日5個摂らなければ2g（2000mg）にはなりません。EPAが効果がないという場合の多くは、量が少ないことに原因があります。徹底して5g摂ろうというときは、カプセルに入っていない液体を使うほうが簡単です。

ビタミンDは日本人のほとんどが不足しています。2012年9月、株式会社SO

ＵＫＥＮが血中ビタミンＤ濃度を調査しました（必要十分と考えられる血中ビタミンＤ濃度は30ng／mℓ）。女性は約３人に２人が不足状態、４人に１人は欠乏状態という結果が判明しました。この調査では、ビタミンＤがこの最高の効力を発揮するという50ng／mℓに達している人はいませんでした。

２０１２年のサイエンスデーリーによれば、「ビタミンＤの欠乏している、喘息、関節炎、前立腺がんなどの慢性炎症性疾患の患者は、血清ビタミンＤ濃度を30ng／mℓにすることで、ビタミンＤの恩恵を受けることができる」と、筆頭著者Elena Golева（National Jewish Health 小児科助教授）は言っています。詳しい説明はここでは省きますが、つまり感染症をしても、ビタミンＤの濃度が高ければひどい炎症を起こさないということです。

漢方薬も効果があります。もし院内感染などを起こして炎症が取れないときは、黄《おう》蓮《れん》解《げ》毒《どく》湯《とう》を摂ることをシドニー大学の医学部フー教授は勧めています。私の診た肺がんの患者様では、６回に渡る手術で院内感染を起こし片肺がつぶれ呼吸困難な状態でしたが、黄蓮解毒湯とお灸などで１か月ほどで正常な状態まで戻りました。

カラフルな野菜や果物、緑茶などは強い抗酸化作用を持っています。普段の食事ではそういったものを摂ります。私のところでは水素ガスを吸ってもらっていますが、水素は分子の大きさが小さいので体中に速やかにいきわたり、すばやく有害な活性酸素を除去してくれます。値段も安いのでご家庭で簡単に使えます。

「毒」を摂らない

タバコやお酒は、やはりやめることをお勧めします。赤ワインなどは1日グラスに1杯ぐらいならレスベラトロールなどの大変効果のあるファイトケミカルを摂ることができます。しかし飲みすぎれば、良いことはありません。

さて食べ物ですが、先ほどお話ししたように、どのように有害物質を防ぐかを考えると何も食べられなくなってしまいます。いくつか代表的なものをご説明します。

何回も言うように、糖はがんのえさですので控えめにするのですが、かといって合成甘味料を摂るのは危険です。特にアステルパーム、スクラロース、アセスルファムKなどの合成甘味料は避けます。アガベシロップやラカンカなど天然の血糖を上げない甘味料を使います。どうしても糖質を摂りたいときには、桑の葉やギムネマを食前に摂ると糖の吸収を妨げます。

水道水には多くの不純物や化学物質などが含まれています。消毒に使われている塩素は温度を上げるとトリハロメタンになり危険性が増します。水は最低でもフィルターを通したものを使います。お勧めするのは甘露乃水《かんろのみず》という活性水素水を造る浄水器です。活性水素は電極からわずかに出る白金に吸着されるので、温度を上げても時間がたっても活性酸素除去能力があまり低下しません。

野菜や果物は当然完全無農薬のものが良いのですが、それを集めるのには大変な労力とお金がかかります。宅配などを使ってできるだけ楽に買う方法を探してください。

薬菜園のベジパウダーは季節の無農薬野菜を、酵素を残したまま粉末にしています。こういったものを使うのも便利です。では普通のスーパーで売っている野菜はどうでしょう。考え方にもよりますが、一般的な野菜でも野菜を多く食べたほうが解毒は進むと考えられています。

歯磨き粉に含まれている**フッ素**は代謝を下げます。日本ではかなり大量のフッ素を歯磨きから摂っています。フッ素（フッ化ナトリウム）は第二次世界大戦の頃ロシアやドイツが捕虜の活力をそぐために使いました。もともとアルミニウム会社が、精錬に使う危険な廃棄物が大量に出るのを処理するために水道水に混ぜたのがきっかけです。

アメリカのフォーサイス神経毒学研究所で行われた実験結果では、安全とされる適量のフッ素を投与しただけで、神経細胞から、他の神経毒が引き起こすような多動性障害、記憶障害、知能障害の典型的な画像パターンが観測されたといいます。**フッ素のない歯磨き粉を使うほうが無難です。**私の所では乳酸菌生成エキスの入った歯磨き粉をすすめています。口内菌が整うと腸内菌が整うからです。

プラスチック容器に気をつけてください。カップ麺の入っているプラスチック容器から環境ホルモンが出ます。カップから出して食べればよいかといえば、麺はほとんど糖質ですので決して良い食べ物とは言えません。ビニールにパックされている食品も同様のリスクがあります。

合成保存料や着色料など不安なものはいっぱいありますが、できるだけ減らす方向で考えてください。肉類は食べるなら加工していないものを使ってください。食べたら急に悪くなることはありませんので、心配しすぎにも気をつけてください。気楽な人はがんになりにくいものです。

肉食に関しては、特に牛肉に関してはあまり良い結果が出ていません。何が悪いのか良く判っていませんが、腸内での細菌の異常が原因という人や、鉄分が多いからだという人もいます。しかし経験的にＰＥＴ検査の前に牛肉を食べると映りが良いというのですから、やはり牛肉はがん細胞を活性化するようです。何よりも危険なのは肉

すべてのがんに有効な栄養素（H. Osiek：2002）

栄養素	1日当たり
ビタミンC（脂溶性）	2000～100000mg
B1	3mg
B2	20mg
B3（ナイアシン）	100mg
B5（パントテン酸）	20mg
B6　150mcg	150mcg
B9葉酸	20mg
B12	20mcg
A	25000IU（肝臓に問題があれば10000IU）
D	1000～10000
E	1000mg
カルシウム	1000mg・1500
マグネシウム	400mg
亜鉛	75mg
セレニウム	400mcg
クロミウム	100-200mcg
ヨウ素	150mcg
マンガン	1～2mg
モリブデン	75mcg
ボロン	1～3mg
バナジウム	100～200mcg

の加工品で、硝酸化合物をはじめ様々な食品添加物が入っています。本当に信頼のできる新鮮な加工食品以外は食べないほうがよいでしょう。野性の鹿や鴨、飼育方法の明確な食肉、脂の乗った新鮮な小魚（産地によります）などは、Blockセンターでは推奨しています。

抗がん剤そのものが大変強力な毒性を持っています。体力がないときに行うのは危険です。特に全身転移をしているのなら、抗がん剤で治ることはまれです。もし抗がん剤治療をするときは、まず抗がん剤を使う前に感受性試験や遺伝子検査で使う薬の有効性や副作用の強さなどをあらかじめ知ることができます。これは人体実験のように次から次へ抗がん剤を変えながら体力を消耗するリスクを下げます。効果の期待できない抗がん剤を使っても副作用ばかりで効果は期待できません。日本ではまだ始まったばかりのようですので、もし化学療法を受けるなら、化学療法感受性テストを受けることで、リスクを減らしメリットを増やしましょう。

別掲表のビタミン・ミネラルは Life over cancer より抜粋しましたが、内容的にはマルチビタミンミネラルで補うのが一番でしょう。日本ではネットワークビジネスで販売されているサプリメントが高い品質を持っているようです。ネットワークビジネス以外でもアメリカで品質管理をされている物の方が品質が良いようです。これは無機のミネラルになりますが、「神の泉」という堆積岩を酸で分解したミネラル水もあります。

植物由来のミネラルでは、フルボ酸をお勧めしています。

それぞれのがんに有効な栄養素

腺がん	セレニウム
乳がん (ホルモン依存性)	C、B６、A、D、CoQ10、ゲニスタイン、セレニウム、メラトニン、リコペン、ブロメライン、共役リノレン酸、カルチニン
膀胱がん	C、B６
気管腫瘍	A、B12、葉酸
乳腺線維嚢胞症	ヨウ素
大腸がん	セレニウム、カルシウム、ビタミンA、D、食物繊維、ペクチン、ビタミンD
子宮頸部異形成	葉酸、β-カロテン、ビタミンB６、C
子宮体がん	ビタミンC
白血病	リコペン、ビタミンA、D、B６、E、抗酸化物質、ゲニスタイン、クレアチニン
肝臓がん	α－カロテン、コリン、クルクミン（ウコン)、セレニウム、クレアチン、ビタミンA
肺がん	ビタミンA、αカロテン、（βカロテンは摂らない)
メラノーマ	C、B６、D、ゲニスタイン、ケルセチン、アピゲニン
転移	ケルセチン、γリノレン酸（GLA)、EFA、共益リノール酸、膵臓酵素、ブロメライン、パパイン
食道がん	リコペン、ゲニスタイン、モリブデン
口腔がん	葉酸、ビタミンC、β-カロテン
骨がん	ビタミンA、D、抗酸化物質
すい臓がん	ビタミンC、D、リモネン、膵臓酵素
腎臓がん	ビタミンC、E、D、抗酸化物質
胃がん	ビタミンC、リコペン、ゲニスタイン
皮膚がん	α-カロテン、セレニウム、抗酸化物質
子宮体がん	葉酸
脳がん	γリノレン酸（GLA)、ビタミンD、K２、CLA、α-カロテン
前立腺	シトラスペクチン、セレニウム、ビタミンD、ビタミンE

(H.Osiecki 2002)

悪液質のサプリメント

1977年のロシアの研究では、治療法のないがん患者に対して、硫酸ヒドラジンが効果があるといいます。その理由は、

1、動物の腫瘍の増殖をストップさせる。

2、硫酸ヒドラジンは新糖生（糖質以外の物質からグルコースを生産すること）をストップさせる。

3、ヒドラジンは毒性がほとんどない。

4、治療法のない患者に対し、がんの増殖を抑制する、鎮痛効果、食欲の増進、幸福感、抗うつ作用が確認されている。

がん細胞はブドウ糖から乳酸を大量に作り、それを肝臓でエネルギーを使って再びブドウ糖に変換します。この循環はがん細胞に大量のエネルギーを供給します。硫酸

ヒドラジンは、このブドウ糖の再合成のときに働く酵素（フォスフォエノールピルビン酸カルボキシキナーゼ）を阻害します。しかしがん細胞を殺すことはないといいます。

もともとがん自体で死ぬということはほとんどなく、がんの影響でいくつかの器官が機能不全を起こし、それによって息が絶えるといわれています。硫酸ヒドラジンはがんの栄養経路を制限することで、治りはしなくとも、生命を脅かすこともない状態になるといいます。１９７９年のロシアの報告では２２５名の治療法のないがんの患者に60㎎の硫酸ヒドラジンを1日3回与えることで、65・２％の患者について食欲の増進、体重の維持または増加、痛みの改善、腫瘍の減少とうつの改善がなされたといいます。これに対しアメリカがん協会は「効果なし」の判断を下しました。硫酸ヒドラジンの原料コストは抗がん剤に比べればタダみたいな値段なので、アメリカのがん産業では採用したくなかったようです。

硫酸ヒドラジンが効かない人もいるようですが、副作用もほとんどなく、体重が激減したときには即座に効果が出るのでぜひ試してみていただきたいと思います。

日本では認められていませんが、硫酸ヒドラジンはダイエタリーサプリメントとしてアメリカでは販売していますので、個人輸入で購入できます。

がんの自然療法では「解毒」が重要な役割を果たす

近年は日本でも「デトックス」（解毒）という言葉をよく聞くようになってきました。

人間の体は、ただ生活しているだけでも、食べ物や環境から様々な毒を吸収しています。化学調味料は一生のうちでトラック3杯分も食べていると試算した科学者がいます。

また、男性ホルモンや女性ホルモン、ストレスホルモンなどはみな肝臓から排出されます。身体を動かすために食べ物を燃やせば、活性酸素やアンモニアが、がん細胞が行う無酸素呼吸では乳酸なども作られます。このような廃棄物はすみやかに排出するのが得策ですが、そのためには排尿、排便がスムーズにいかなくてはいけません。

もし便秘が続くようなら食物繊維を増やしたり、大黄甘草湯《だいおうかんぞうとう》や潤腸丸《じゅんちょうがん》などの漢方で排出します。水分が足りないと便秘になりますし、水溶性の毒も排出できません。

Ｂｌｏｃｋセンターでは、水分として摂るときは水よりも緑茶を勧めています。

私はクライアントの多くには、世界中のがん患者に愛用されているＪＷＴというお茶を摂ってもらっています。このお茶は、１９３０年頃の抗がんハーブの第一選択といわれたレッドクローバーと、このハーブがあれば病気にならないと言われたインディアンセージが含まれており、特に精神的に穏やかになるようです。

東西のハーブを融合させたＪＷＴを開発したジェイソン・ウィンター氏は、自らのがんをこのお茶で治しました。それだけでなく、その後このお茶で救われた人が数多くいます。世界中で飲まれているハーブティーであり、英国王室でも飲まれています。(自然療法ではとても珍しいことですが）サーの称号をマルタ騎士団から拝受している、類まれなるハーブティーです。

では体の中で一番毒を作り出す器官はどこだと思いますか？

実は腸です。

人間は雑食ですので、腸には様々なものが詰まっています。もし、この腸の中身が腐敗などしていたら、体内環境に一番強い影響を与えます。特に化学療法の後では腸管が傷つくため、薬物以外にも様々な毒素が肝臓に入っていきます。この解毒が間に合わないときは、気分も悪くなり、抗がん剤の副作用も強くなります。ここでまず一番に気をつけなくてはいけないのは、腸内の環境を整えることです。

腸内環境が悪ければ異常発酵を起こすので、おならの匂いがひどいときは、腸内環境の改善が必要です。

〔おならのタイプ〕

A　発酵型——食物中のセルローズ、炭水化物、脂肪が腸内で発酵したもの。この時に出るガス（主成分は二酸化炭素、メタンが主）は、それほど臭くはありません。

B　腐敗型——臭いおならです。消化不良時にタンパク質が分解する時に発生します。発生量は少ないですが、これが臭いのです。主成分は、インドール、スカトール、アンモニア、硫化水素。さらに酸化が進んだ状態で未消化のタンパク質が脱炭酸することで、超高血圧や発がん性のあるタンパク質性アミンができると考えられています。

腸内環境を整えるためには、まずきちんとした便通が必要です。

さらに腸内環境を整えるためにプロバイオ、プレバイオなどを摂りますが、私のところでは乳酸菌生成エキスを勧めています。腸内の環境を改善するスピードが大変早いことが一番の理由です。

私の父が大腸がんになった時、出血が止まらず余命は3日程度と言われたそうですが、母はすべてのクスリをやめ、乳酸菌生成エキスだけを3倍量上げるようにしたところ、その日のうちに出血が止まり、異常に臭かった便が臭くなくなり、便秘も解消されました。看病していた母も赤ちゃんの便のような匂いに変わったと言っていました。このように急速な改善が見られるのは乳酸菌生成エキスの特長とも言えます。父はこの後3年生きていましたが、大腸がんからは多少出血があったものの腸が閉塞することもなく、最後は残念ながら転倒で亡くなりました。

ゲルソン療法ではジュースファスティングとコーヒー浣腸を行いますが、このコーヒー浣腸の意味は、大腸内の便を洗い流すだけでなく、大腸から吸収されたパルチミン酸やカフェイン、コーヒー酸等が肝臓門脈を拡張し、肝臓でＳＯＤ（スーパーオキサイドディスムターゼ。活性酸素を無害化する酵素）を作ることによって、肝臓解毒によるダメージから肝臓を守り、肝臓を健康的な状態に保つことができるのです。

繰り返しになりますが、ほとんどの毒は脂溶性（油に溶ける毒）ですので、糖質を減らすと体は飢餓状態になり始めて、今まで蓄えてきた脂肪を使うことができます。脂肪を燃料として使うときは脂肪を肝臓に運びそこで燃やすようにするのですが、このときケトン体と毒が生成されます。ケトン体は尿から、脂溶性の毒や薬や性ホルモンはグルクロン酸で包まれるようにして胆汁と一緒に排泄されるのですが、その一部は腸内菌で分解されて再吸収されます。コーヒー浣腸は分解される前に排出してしまうので、再吸収を防いでくれます。

体から発がん性を持つような有害物質を排除する。このことだけでも身体はかなり正常に機能していきます。もし化学療法をするなら治療後の解毒はさらに重要です。

肝臓を守るハーブの筆頭はマリアアザミ（シリマリン）です。シリマリンは肝臓の再生能力を高めるほどの力がありますが、さらにがんそのものの代謝を阻害する働きもあります。
細胞傷害型の抗がん剤を使うときは、１４０～２１０㎎程度のシリマリンを摂ります。

肝臓解毒

体内に蓄積されるほとんどの毒は脂溶性ですから、脂肪が多いと、潜在的に多くの毒を保有できることになります。もし断食をすれば、エネルギー源として糖分は使われなくなりますので、備蓄してある脂肪を使うことになります。この時大量の毒が脂肪とともに肝臓に集まってきます。しかしこの毒類を解毒するにはそれなりの準備が必要です。また、肝臓に行く血流が少なかったり、濃い胆汁《たんじゅう》や胆石で胆管がふさがっていたりすれば、うまく排毒できません。断食で頭痛が起きるのはこのためです。

肝臓で解毒された毒は、コレステロールから作られた胆汁と一緒に排出されます。

肝臓で作られた胆汁は胆嚢《たんのう》にためられます。胆嚢の働きは、肝臓で作った胆汁の濃縮、貯蓄です。胆汁は食べ物を摂取した時、脂肪を分解吸収するため胆嚢から放出し使われます。そのときに肝臓で解毒した廃棄物も同時に小腸に放出されます。もともと栄養を吸収するためのシステムですので、胆汁の90％近くは再吸収されます。野菜を多食して再吸収を減らすことで排毒も進みます。

第1相解毒、第2相解毒（Phase1、Phase2 Liver Detox）

肝臓の解毒のプロセスですが、第1相解毒と第2相解毒と呼ばれる二つの段階があります。簡単に説明しますと、

第1相解毒は、毒を水溶性にします。

第2相解毒は、さらに水に溶けやすくする物質で包んだりして胆汁から排出します。

第1相解毒が進まないと身体は毒を分解できません。

第2相解毒が進まないと肝臓は毒が増え負担がかかります。また解毒によって出る活性酸素や活性化した毒などは、肝臓に負担を与えます。

第1相解毒では、解毒するだけではなく、逆に1割程度が毒に変換されます。タバコで肺がんになる人とならない人がいるのは、肝臓で解毒を行う酵素である水酸化酵素P450に個人差があるためという研究があります。また、体が解毒にどの水酸化酵素P450を使うかによって毒性が出たり出なかったりする場合もあります。さらにハーブやスパイス、グレープフルーツで水酸化酵素P450を強くしたり弱くすることで、クスリの働きを強くしたり弱くすることもありますので、相互作用を考えなくてはいけません。

第2相解毒では、第1相解毒で水溶性にしたり活性化した毒をグルタチオン抱合、アミノ酸抱合、メチレーション、サルフェーション（硫化）、アセチレーション、グルクロン酸抱合、というプロセスを経て解毒し、胆汁や尿から排出していきます。グルクロン酸抱合ではクスリやホルモンなどを包み込んで胆汁から排出します。

しじみ汁が二日酔いに効くのは、しじみに含まれるメチオニンなどが第2相解毒で働くためです。

これらのプロセスで注意しなければならないのは、まず解毒の際、これらの反応を起こす酵素を活性させるための物質（栄養素）が必要であるということ。そして第1相解毒で発生した活性酸素や活性化した毒から肝臓を守るために、抗酸化物質が必要だということです。

さまざまな汚染やストレスで第1相解毒が進み過ぎると、肝臓は働き過ぎの状態、もしくはその時出来るフリーラジカル（活性酸素など）で傷つきます。

そのために抗酸化物質やシリマリン（マリアアザミ）、柴胡《さいこ》のような肝臓を守るハーブやサプリメントを使います。

レバーフラッシュ

レバーフラッシュとは、肝臓や胆嚢《たんのう》に入っている石を自然な方法で追い出してしまおうという方法です。そんなことができるのかと疑問を持つ人もいるかと思いますが、実際にやってみると、多くの方が「石や砂のようなものがいっぱい出てきた」と言います。この方法は科学的な根拠がないと言われていますが、アメリカがん協会もサポートしている方法です。

方法は、硫酸マグネシウム水溶液を飲んでおなかを空っぽにします。夜寝る前にグレープフルーツやレモンジュースと一緒にオリーブオイルに混ぜたものを飲みます。オリーブオイルで胆汁が大量に作られグレープフルーツで胆嚢が収縮し、胆石が排出されるというわけです。

抗がん剤治療時の注意点と望ましい献立

抗がん剤で著しい被害を受けるのは腸の内膜です。24時間で生まれ変わる腸壁が、再生できなくなります。このため腸は炎症を起こし、タンパク質など通常では腸を通過しないような大きさの物質が通過します。また細菌なども通過するので肝臓では毒が増え、継続する化学療法では単に免疫低下だけではなく腸から来る細菌のために敗血症のリスクも増えます。そのためにも、調理器具をはじめ食べるものには細心の注意を払う必要があります。

化学療法や放射線療法を受けると、その副作用としてよく起こる症状に吐き気があります。また、場合によっては以前の経験から、医療を受ける前から吐き気（予期性嘔吐）を経験する人もいます。

抗がん剤による吐き気や嘔吐は、抗がん剤によって消化管粘膜からのヒスタミン分泌が起こって迷走神経や中枢神経が刺激され、最終的に延髄《えんずい》にある嘔吐中枢が刺激されて起こります。

この治療としてよく使われるのがセロトニン拮抗剤《きっこう》です。この薬が使われるようになってかなり吐き気・嘔吐の苦痛は減るようになりました。

これらの処方は、中枢の嘔吐を起こす反射を減らす処方です。

中国では、吐き気の民間療法として生姜《しょうが》が良く使われます。生姜の絞り汁を箸などを使ってのどの奥の方にたらすとよいとする、中国の伝統的な方法もあります。アメリカの統合医療クリニックでは生姜茶を摂ることでかなり改善しているといいます。漢方薬については第5章をご覧ください。

抗がん剤治療後の解毒を考慮した食事　——H.Osieckiの本から抜粋

Day 1	野菜、果物、シリアル（生か加熱加工のもの）
Day 2	生野菜、果物
Day 3	果物
Day 4、5、6	生果物、野菜ジュース、ハーブティー、野菜スープ（ベジタブル・ブロス）
Day 7	果物　野菜（生か蒸したもの）
Day 8	果物、野菜、シリアルとヨーグルトを少しずつ
Day 9	通常食

次に献立ですが、何を食べるかというより、何を食べることができるかによります。

一般的にのどの渇き、食欲不振、吐き気、嚥下《えんげ》障害、口内炎、下痢、胃もたれなどが、食べることに関する問題として現れます。吐き気が強い場合には薬も処方されますが、軽度であれば生姜湯やペパーミントティーなどで吐き気を抑えます。体力がなくなっている時は、繊維質も抜いた野菜ジュースが、消化器の蠕動《ぜんどう》運動によるエネルギー消費も避けられるので良いでしょう。基本はニンジン、セロリ、りんごなどをベースにすれば良いです。

免疫が下がっているときは、特に衛生面に気をつけてください。すべての調理器は衛生的に管理してください。ニンジンの皮をむくときは衛生的な専用のたわしなどを使って洗い、その後水気を取ってから皮むきをすると雑菌が付きにくくなります。野菜や果物に含まれる水分は純粋で、雑菌の心配もなく、生きた酵素が多く含まれています。

催芽ブドウ種子成分

これは北斗晶さんに知ってほしいサプリです。第74回日本癌学会で発表があり、体内環境を模した膵臓癌実験では、既存の抗がん剤に匹敵する効果で副作用は実用上はないという、夢のような結果を出したのが催芽ブドウ種子成分でした。

臨床では副作用の軽減において大変優れた効果が出ています。40代女性（肺に転移した泡状奇胎）のがん治療が、東京大学医学部付属病院において患者さん要望により催芽ブドウ種子成分と抗がん剤併用で行われました。２０１５年7月31日～２０１６年1月25日の約半年でβ―ｈＣＧが６７２２０から０・５以下になったのです。特記すべきは、開始から7クールまでは副作用が全くなく8、9クールにて少し体調を崩され、それ以降は抗がん剤を中止して催芽ブドウ種子成分だけにし、その結果β―ｈＣＧが急減して正常値になりました。このような抗がん剤の副作用の低減について、長崎大学医学部の客員医師のアリポフ教授が自国で臨床され、「悪性リンパ腫の抗癌剤治療していた患者がこの成分を摂るとすぐに副作用が消え白血球の数値も落ちない、と言う結果が得られた」といいます。その結果を見たがん専門医らが大変興味を持ち、日本発にもかかわらず先立ってロシア圏においてのがん治療の大規模臨床に正式採用になったのです。数千年の昔から西洋ではブドウは聖なる食べ物として崇められていましたが、ブドウの本当の力は種に宿っていたのですね。

手術を受けた後に摂るべき栄養

手術をするときのリスク要因は、傷口付近の低酸素症、出血、感染、免疫低下、アスピリンなどの抗炎症剤、傷を治せない栄養失調（亜鉛、ビタミンC、ビタミンB5、マンガン、ビタミンE、ビタミンA、タンパク質、グルタミンなどの不足）、がん組織（がん細胞を切れば転移のリスクが増える）、糖尿病（代謝障害）、タバコ、脱水などです。

傷の治癒は炎症、増殖、再生という過程を経ますが、リスクファクターを減らせば治癒が早くなります。つまり栄養状態を良くしておかなければ、傷は治らないということです。

手術の前は、水に10〜15gの程度のL—アルギニンフォーミュラを加えて1日2〜3ℓ程度摂ります。アルギニンは傷の治りを早めます。スープや味噌汁にはゼラチンを混ぜ、タンパク質も十分に摂ります。また、分岐鎖アミノ酸（BCAA）やグルタミンの豊富な食べ物も傷の治りを早めます。

EPAは抗炎症作用があるのですが、血液凝固を阻害する作用もあります。そこで手術の前に十分にEPAを5g程度摂り、1週間前には止めます。また植物消化酵素（ブロメラインやパパイン）などで炎症を抑えたりしますし、紫蘇《しそ》の実やピーマンなどに多く含まれる天然の抗炎症剤ルテオリンなども有効です。またビタミンEは傷付近の血行不良になっているアルカリ気味になった組織からの痛みを軽減します。痛みに関してはCBD（抽出成分）で麻薬性のないマリファナ（医療大麻）やエンケファリンも助けになります。

手術は肉体的な怪我と同じで、自己治癒力のみが頼りになります。しかしもし消化器の手術をしたときは、消化器の一部を取ってしまうので、食べるものや食べ方なども考慮しなくてはいけません。まずは少量を何回も食べるようにします。液状の食べ物、つまりジュースやスムージー、ゼリーなども積極的に取りいれてください。

放射線治療の副作用を抑える方法

放射線は活性酸素でがん細胞を攻撃する治療法ですので、活性酸素を取り除く抗酸化物質は治療の効果を下げると考えられています。そこで治療後12時間は抗酸化物質を摂りません。それ以後に抗酸化作用の強いビタミンＡ・Ｃ・Ｅ、グルタチオン、亜鉛、ＥＰＡ、Ｌ－アルギニン、水素水や水素ガスなどを摂り、活性酸素によるダメージを最小限にします。

吐き気にはまず生姜の粉末や六君子湯《りっくんしとう》、ホメオパシーのレメディーＣａｄ－ｓｕｌ

pH、X−rayなどを使うのもよいでしょう。

放射線やけどを治した最初のハーブといえば**アロエ**です。1935年、アメリカの医師コリンズが、放射線でやけどをしたウサギにケロイド化した部分にアロエを塗った実験で、治りにくいとされていた放射線やけどが治ったという実験結果から、放射能によるやけどや上皮組織の修復にはアロエは優れていると言えそうです。消化器にダメージを受けた場合はアロエジュースを飲むことで改善がはかれます。

その他の代替療法について

鍼灸《しんきゅう》

中国伝統医療では、病に血《けつ》と気《き》が届けば治るといいますが、がんとて特別ではありません。治療法も古典に記載されています。気の流れを整え、正常な状態に導きます。紙幅の関係上、その全体像をここに書くことはできませんが、化学療法や放射線療法で傷ついた体に対して、鍼灸により吐き気、下痢、食欲不振、免疫低下などを取ることができます。化学治療や放射線による免疫低下についても、3～4日で80～90％の改善率というのですから、ぜひ取り入れると良いと思います。化学療法、放射線療法の副作用の低減については曲池《きょくち》、内関《ないかん》、足三里《あし(の)さんり》の3つのツボは効果的です。（指圧などツボを自分で押しても効果があります）免疫低下には大椎《だいつい》を加えます。

低周波治療器

もし低周波治療器をお持ちでしたら、手首の内側の線から指3本の幅上がった内関、足の胃経の足三里、また、へその両側に並べて貼るのも効果的です。へその両側一寸（親指の幅ぐらい）離れたところは、二日酔いでのた打ち回るほどの胃痛を伴う吐き気が、このツボで魔法のように取れた経験があります。とんがったペンのような棒でつついても効きます。

特に足三里や内関などは吐き気、下痢、食欲不振などに効果的です。エネルギーを取り込む**腎愈**《じんゆ》、背骨の**大椎**と**気海**《きかい》なども効果があります。エネルギーの状態が高くなることはがんの治療では大変重要です。低周波治療器は温熱の入るものを使うのがよいです。

温熱療法

お風呂、岩盤浴、サウナなど様々な温熱療法があります。私の所ではハーフスパというドライサウナを使っています。服を着たまま仕事もできるので便利です。棒灸を使って枇杷《びわ》の葉に当ててするお灸もありますが、室内がお灸臭くなることを覚悟してください。私のところではＯｎ－Ｑという温灸器を使って、強く熱を感じるところを反射点として施術しています。キョウニン水をつけながら温灸器で温めると、硬くなっている患部が柔らかくなり、組織の状態が良くなります。

疼痛《とうつう》には生姜シップは大変効きます。里芋のパスタやオオバコのクリームは、乳がんで裂けたところからがんを取り除いていくのに優れた働きをします。自由が丘（東京・目黒区）の聡哲《そうてつ》鍼灸院はこの治療の第一人者で、多くの経験を持っています。

マッサージ

男性の痛みと女性の痛みは、ホルモンの影響で伝達が違います。特に女性の脳は痛みに対してケアをすることで痛みが軽減することが判っています。マッサージはこのような作用に向いているだけでなく、リンパの滞りを流すのにも優れています。しかし主要部分をマッサージすると血中のがん細胞の量が増えることがわかっていますので、患部のマッサージはしません。

重水素減少水

重水素減少水（ＤＤＷ）とは、通常の水より重水素の含有量を減らした水のことです。通常の水には１５０ｐｐｍ程度の重水素が混じっていますが、これを少し減らすと美容や健康に良く、がんになりにくくなるなどの作用が研究されています。抗がん剤を飲むときもこの水で飲むと副作用が軽減されるという患者さんはかなりいます。

フコイダン入りの水素水も効果的です。特に内臓のがんの治療では腸を治療によって痛めつけられます。フコイダンは傷を癒し水素水は活性酸素を取り除きます。とても強力な組み合わせです。最近の研究では、ＤＮＡの結合を強め活性酸素からの抵抗力がつくことで良い結果が出ているといわれています。

ワイルドフラワーエッセンス

西オーストラリアの病院では、先住民の使っていた花による吐き気のとめ方があります。リビングエッセンス社（日本代理店：ワイルドフラワーセラピスト協会）のブラックカンガルーポーとともに、ローズコーンフラワーをおへそに数滴落として使うことで、吐き気を緩和させることが判っています。ワイルドフラワーエッセンスは、病院で吐き気だけではなく、患者さんのストレスと痛みのケアにも使われています。

（1998. BalinskiAA）

ホメオパシー

クラシカルホメオパシーで吐き気を止めるレメディー（手当て、療法）は多くあります。それを選ぶのは教育を受けたホメオパスの指導を仰いでください。

海外では吐き気や頭痛など特定の症状を緩和するホメオパシーの混合剤を良く使います。ｎａｕｓｅａ（ナウセア）とは吐き気のことですが、このようなホメオパシーのスプレーなどを使ってください。ホメオパシーやフラワーエッセンスはエナジーメディスンといわれ、物質的な薬効成分は含まれていませんので、飲み合わせなど心配せずに使うことができます。

がんになったら、何を食べたらいいの？

第5章

食べることをエンジョイする、がん患者のための食事法

普段の食事は野菜を多く食べるところからスタート

食事制限を指示された時、食べる量を減らさないのが私の考え方です。糖質制限といえば糖尿病の病院食のように、ほとんど食べるものはなくなります。そこで野菜や豆腐などで満腹感を得るような食べ方を勧めています。野菜は生野菜だけでは身体も冷えるし満腹感もありませんが、カブやブロッコリーやカリフラワーなどは簡単に火が通るし満腹感も出ます。野菜は軽く火を通したほうが細胞膜も壊れ栄養も取り出しやすいのです。生の野菜には多くの酵素があり生は生で良いのですが、蒸したものも悪くありません。タンパク源として豆のスープなどは体も温まりますし、大きななべで作って小分けしておくと便利だと思います。

生の食べ物は満腹中枢を強く刺激するので満足感が得られます。よくレストランなどではパンから先に出されますが、食前の糖質はかえって食欲を増すので、不必要なカロリーオーバーにつながります。

今まで低糖質ダイエットについて多く説明してきましたが、特殊なダイエットの草分けはアトキンズダイエットでしょう。朝からステーキを食べても太らないといった肉食に傾いたダイエットでした。低糖質ダイエットの問題を指摘する人はまずアトキンズダイエットのデメリットから話すことが多いです。事実アトキン博士は循環器疾患が原因で亡くなったといわれていますが、実際にやってみると循環器に負担をかけることを実感します。今では数あるダイエットの一つです。

ここでは詳しく言及しませんが、私が注目する主なダイエットは、DASHダイエット、デザイナーズフード、サウスビーチダイエット。特に、サウスビーチダイエットの「まずは炭水化物中毒を解毒する」という考え方は、日本人には重要です。

高タンパクにするため、豆腐や豆類を多く摂る

特に高タンパク、高栄養のダイエットが必要な時に、野菜類だけでは、高タンパクにはなりません。豆類や種などは非常に高タンパクです。そこで豆腐や豆料理、湯葉などは大変優れたタンパク源になります。また、一緒に油ののった魚を食べることは、単にタンパク質だけでなく、ＥＰＡという抗炎症性の必須脂肪酸も摂れるのでお勧めです。

性ホルモン依存のがんにおいて、大豆製品の植物エストロゲンは、今はエストロゲンモジュレーターといわれ、乳がんでは抗エストロゲンとして働き、特に更年期後の乳がんの発生率を30％以下にします。また前立腺がんに対してもエストロゲン作用として働き、抑制すると考えられます。性ホルモン依存性がん以外でも、胃がんや大腸がんにも効果があります。しかし大量の大豆イソフラボンのようなサプリメントは摂らないようにしてください。

生野菜には、薬物やトマトなどの旬の素材も使います。1枚の皿で済ます時は、わずかなおかずに大盛りのご飯ではいけません。多くの野菜におかず、少しご飯といった感じになるのが理想です。

次のURLで紹介されているのは、ある日本の病院食とアメリカ循環器協会が推奨するDash Dietです。

日本の食事ではご飯がカロリーの主流です。米飯、サバの南部焼、青菜ともやしのナムル、かぶと海老の白煮で526kcal。

http://kishuzy.blog91.fc2.com/blog-category-6.html

http://www.bu.edu/today/2012/new-book-details-dash-diet/

動物性のタンパク質はあまりお勧めはしませんが、家族で全く違うものを食べたり特別な料理を作るのは大変です。豚肉なら脂身を外し、鶏肉は動物性脂肪を皮に多く持っているので、皮を外して食べてください。

さて日本の高タンパク食は何か、考えてみましょう。

それは鍋料理です。

豆腐、鶏肉、白身魚、白菜、キノコ、春菊など、豊富な野菜とタンパク源を同時に摂れます。特にタジン鍋のように蒸し煮にすると、汁に出る栄養も少なく調理時間も早いので便利です。深めのフライパンにガラスのふたが付いたものでも同様に調理ができます。

ドレッシングやソースには抗がん・抗炎症作用のあるにんにくや生姜を

野菜を食べるときお勧めしたいのがドレッシングやソースです。このなかにメリットの多い野菜やハーブを入れておくと、美味しいだけでなく薬効が出てきます。1日に生姜を10g食べると薬効があるといいますが、10gの生姜を毎日食べるのは大変です。しかしドレッシングにすれば可能です。

にんにくも効きます。エイズがニューヨークで広まったころの話ですが、そのころ日和見感染を防ぐために1日10個のにんにくをＨＩＶ感染者は食べる習慣があったといいます。その後の研究で日本の熟成にんにくキョーリック kyolic を摂ることで同じようなメリットを得ることができ、その頃ＨＩＶの感染者の約10％が kyolic を服用していたといいます。この kyolic、日本ではキョーレオピンという名前で販売しています。

エクストラバージンオリーブオイルは乳がんのＨＥＲ２の亢進《こうしん》（勢いが高まること）を抑えてくれます。ハーセプチンよりはやや低いのですが、約40％の有効率でＨＥＲ２受容体の亢進を抑えます。ではこれらをドレッシングにしてしまったらどうでしょう。おろし生姜にエクストラバージンオリーブオイル、これにおろし生にんにくやにんにくエキス、黒酢、醤油などを混ぜてたれのようなドレッシングを作ると、もはや薬に近いドレッシングが出来ます。

日本の伝統的なたれ、黄身おろしはご存知ですか？　大根おろしに黄身を混ぜるだけです。これにポン酢や醤油で野菜を食べることで、タンパク質の補給と、コクを出すのに役立ちます。大根は消化酵素が多く含まれており、黄身は細胞膜を解毒し流動性を増す働きがあります。

手作りマヨネーズ

マヨネーズはカロリーが高く健康的でないというイメージがありますが、これは間違いです。新鮮な卵黄2個にフレンチマスタード小さじ1、これを混ぜ合わせたら少しずつオリーブオイルとエゴマ油などをカップ2杯ほどたらしていきます。スジができればそれがなくなるまでかき混ぜます。がむしゃらにかき混ぜる必要はありません。ゆっくり完全に混ぜていきます。完全に混ざったら、また数滴入れていきます。量が増えたら混ぜる量も増やせます。硬くなりすぎたらレモンを少し足して柔らかくします。ある程度柔らかくなったら、塩と天然の出しの素などを足して、にんにくや胡椒などを足して味を調えます。

もしトータルエネルギーの80％を脂質にするケトン食にするなら、マヨネーズは脂質をおいしく食べる良い方法です。

調理に最適！　エネルギー源としてのココナッツオイル・パームオイル

エネルギーは、三つの栄養素から作ることができます。糖質、脂質、タンパク質です。私は糖質を制限することを勧めていますが、では何からエネルギーを摂ればよいかといえばタンパク質よりは脂質です。脂質はカロリー摂取に重要です。しかしその種類を選ぶ必要があります。飽和脂肪酸が危険というのは昔話になっています。判りやすく言えばお酢の酢酸も短鎖脂肪酸という飽和脂肪酸だからです。危険といわれていた飽和脂肪酸は、炭素の鎖の長さが20個以上の長鎖脂肪酸の話です。

調理に良い脂質はといえば、中鎖脂肪酸です。植物ならココナッツオイルとかパームオイルです。中鎖脂肪酸は飽和脂肪酸ですが、血管にくっつき動脈硬化を起こすことはありません。この油は酸化するところがないので、揚げ物や炒め物を作るのに良い油です。もちろん何回も使うべきではありません。マレーシアの研究では小さじ2杯のココナッツオイルは乳ガン患者の化学療法の疲労、睡眠、食欲を改善するといいます。ただし低温では固体ですので使い勝手はあまりよくありません。そこで100円ショップで1・5㎝角程度の製氷器を買ってきて、湯煎で溶かしたココナッツオイルやパームオイルをこの中に流し込んで冷蔵庫に保存し、炒め物に使うときにこれをばらして使うと便利です。

「レッドパームオイル」という赤いオイルは、未精製のパームオイルです。完全に精製したものは、寒い時期は白色の固形の状態です。精製していない赤いオイルはビタミンAとビタミンEが豊富に入っており、わずか大さじ1杯で、日に必要なビタミンAの170％が摂れるというほど栄養豊富なオイルです。多少えぐみのある匂いがあるので、オリーブオイルなどと混ぜて赤いドレッシングを作ると固まりにくく、良いでしょう。またエスニック料理やトマトソースなどを作る時には匂いはあまり気になりません。

食欲が落ちたときのメニュー

養生する過程では症状として食欲が落ちたり、副作用で食欲が落ちたりします。山ほどの食べ物は見るだけでうんざりするかもしれません。少量を何回も食べましょう。温度は食欲に影響を与えます。スープや汁など温かいものがだめなら、ムースやシャーベットなど冷たい食べ物を選びます。

口内炎などが出来ている時は、ニンジンやかぼちゃなどのピューレやバナナのスムージーなどできるだけ刺激のない流動性が良いものなら食べられるかも知れません。タンパク質を摂りたいのなら、柔らかく作った茶碗蒸し、カスタード、スクランブルエッグ。もし卵が苦手なら手間は掛かりますが豆腐料理やすり流しという手もあります。

女性ホルモン依存性のがんの場合は、卵よりもゼラチンや大豆製品の方が適しています。

果物

食欲がなくても果物なら食べられるというなら、果物から食べましょう。どうにもこうにも面倒くさくて作る気も起きない時はバナナは便利です。理想は高くてもお金も、気力も、買い物に行く気も起きない時は仕方ありません。そんなときの救世主はバナナです。少しでも食べて、できるだけ1日1400キロカロリーを目指してください。

食べ切れない時は一口大に切って冷凍しておけば、スムージーにすぐ使えます。

スムージー

「バナナベース　エナジェティックスムージー」をお勧めします。バナナ1本で100g、約86キロカロリー、カリウム360mg、マグネシウム32mg、ビタミンB1、B2、B6、ナイアシン、葉酸、食物繊維1・1g、ポリフェノール1・1g、セロトニン10㎎と、カロリーが低くベースにするには良い素材です。これをベースに卵、豆乳などを加えミルクシェイクにします。この中にキウイやほうれん草などを入れることもできます。私の大好きなスムージーはアボカドにココナッツとマンゴー甘味をデーツ（なつめやし）で整えます。濃すぎる時は水を少し加えます。

おろしりんご

りんごそのものにある程度の糖分や栄養素がありますが、りんご一つで医者要らずと言われるぐらい、昔から病気のときはおろしりんごと決まっていました。食欲がなくなったとき摂取カロリーが足りなくなると、体は脂肪を燃やします。この脂肪には多くの毒が含まれているのでそれを肝臓から排出します。その際りんごに含まれる解毒効果のあるグルカル酸は、薬物やホルモンを包み込み、りんごの水溶性食物繊維であるペクチンはそれを体外に排出してくれます。つまり栄養補給と解毒を同時にしてくれるのです。また、りんごの皮は抗がん作用が大変強いので、ぜひ無農薬のりんごを使って皮まで食べるようにしてください。

野菜のポタージュ

温かいスープなら飲めるというのでしたら、このような野菜スープは作り慣れると簡単です。

フライパンにパームオイルを入れ、ざく切りの野菜を入れたら軽く炒めます。そこにわずかな水を入れ、ガラスのふたをして蒸し煮にします。ガラスのふたはフライパンの中の水分を効率よく鍋に戻してくれるので蒸し煮には最適です。完全に火が通ったら再び炒めます。必要ならココナッツオイルを足します。こうするとたまねぎを茶色になるまで炒めようと思ったときでも完全に火が通っているので半分の時間ですみます。柔らかくなったら別鍋に用意したコンソメにハーブなどを加えフライパンに注ぎ、フライパンに付いたうまみと一緒にミキサーに移し、スムーズにしてもう一度火にかけ味を調えます。豆乳などで水分を加減してカレー粉やエッセンシャルオイル（たべれるもの）などで香りつけするのも食欲を増します。ブロッコリー、たまねぎ、ジャガイモで作ると、栄養価の高いスープが出来ます。香りつけにバターを使うのもいいと思います。

ガスパチョ

トマト3、タマネギ1／4、きゅうり1、赤パプリカ1、にんにく半カケ、エクストラバージンオリーブオイル、レモン汁。野菜をざく切りにしたらミキサーでスムーズになるまで混ぜ、塩で味を調え冷やして食べます。食感を楽しむなら、途中で1／3ほどミキサーから抜いて最後に合わせます。ローフードは身体に良いのですが、体が冷えるようなら鍋に移し、70度ぐらいまで加熱して食べてください。指を入れたらチクンとする程度の温度です。

ケトジェニックスムージー

ココナッツミルク1／2缶、アボカド1／2、パイナップル1／4、これに水を少し加えます。もし甘さがほしいときはデーツや酵素シロップ（次項）などを加えます。

酵素シロップ

果物などに白糖を加え発酵させて作ります。酵素ジュースは白糖を加えますが、発酵過程で分解されカロリーは蜂蜜の1／5程度です。手でかき混ぜて作るので、少しぬか付けのような匂いがありますが、これは人の生きた有効菌類が多いということです。少量でも代謝に対する効果は高いので実際糖尿病などに改善が見られます。このように代謝が上がれば、がんの患者さんの糖質の補給として期待できると白川太郎博士もおっしゃっています。詳しくは森睦美先生の、酵素シロップに関する書物をご覧ください。森先生はそのほかにもクレンジングしながら栄養補給できるローフードのレシピをいっぱい持っているので、参考にしてください。

えびワンタン

えびワンタン（えび200g、豚のひき肉50g、ねぎ、生姜、酒、塩コショウ）

スープ（無添加中華スープ、無添加だし、ゼラチン、塩、醤油、ごま油）

ピンクのむきえびはトリポリリン酸ナトリウムという化学物質で火を通してもプリプリしているものです。できればグレーのむきえび、または殻付きえびの皮をむいて作ってください。皮をむき、背わたを取ったら片栗と塩でもみ、水で汚れを落としたら包丁でざく切りにして刻みねぎ、豚のひき肉をつなぎ程度に入れて酒、塩コショウ、生姜汁で味を調えます。これをワンタンの皮に包みます。これを冷凍にしておけば、いつでも食べたい時に使えます。肉を使いたくない時は魚のすり身やえびを粘りが出るまで叩いたものを使います。えびは大きな包丁の背で潰すだけで、すぐすり身になります。

スープは無添加の中華スープやがらスープなど信頼できるものを使ってください。和風だしはだし屋が造った無添加白だしというのがありますが、これでミネラルも補給できます。ここにゼラチンを足せばタンパク質の補給になります。はじめに薄味で白菜や人参、大根の薄切りなど柔らかくなるまで煮ておいて最後に味を調えます。どんぶりに醤油とごま油をスプーン1杯ほど入れておき、そこにスープとゆでたえびワンタンを入れます。仕上げはきざみねぎを振り、好みでラー油などを添えます。

漢方薬サプリメントの上手な使い方

十全大補湯《じゅうぜんたいほとう》、補中益気湯《ほちゅうえっきとう》は気を充実させる処方で、扶正《ふせい》といいますが、悪いものをやっつける去邪法《きょじゃほう》という方法ではなく、エネルギー状態を上げ抵抗力、免疫など生体エネルギーを上げることで自己治癒能力を強めます。

放射線や抗がん剤による口内炎、下痢には半夏瀉心湯《はんげしゃしんとう》を使います。半夏瀉心湯は熱と冷を組み合わせた処方ですので熱症や冷症などの状態を気にせず使えます。

口渇《こうかつ》（ドライマウス）には増液湯《ぞうえきとう》、麦門冬湯《ばくもんどうとう》、白虎加人参湯《びゃっこかにんじんとう》などを使い、陰を補います。

口腔の痛みには立効散《りっこうさん》や黄連解毒湯《おうれんげどくとう》が有効です。湯で溶かし口をすすぎます。

もし舌が白いコケで覆われているようなら胃が冷えており、痰ができていると考えます。このような状態での食欲不振、吐き気、下痢、味覚障害は六君子湯《りっくんしとう》（香砂六君《こうしゃりっくん》子湯《しとう》）を使います。詳しくは漢方医や漢方に詳しい医師に相談してください。

サプリメントによる副作用の低減

がんに対する現代医療では手術、化学療法、放射線治療があります。治療に際し正常細胞も多くの被害を受けますが、栄養療法によってそれを最小限にとどめることは患者の回復のために重要です。

三大治療の一番の問題は、白血球減少や血行不良による酸欠、そして毒性などですが、それと同時に患者の体力・免疫力も低下してしまい、がんにとって広がりやすい環境を作ってしまうことです。免疫の低下には様々な理由がありますが、手術を含めた痛みはNK細胞の活性を低下させます。

手術に伴い、炎症と痛みと精神的苦痛によるコルチゾンの過剰放出とそれに伴う白血球の減少が起こります。それに対して不飽和脂肪酸で抗炎症効果のある魚の油脂EPAは、手術に伴う免疫低下を抑制します。また免疫だけでなく、転移や悪液質の抑制に働き、重度の患者に対しても有効だといいます。しかし大量のEPAは血液の凝固を妨げ出血が止まりにくくなることもあります。Ｂｌｏｃｋセンターでは通常は１日６ｇのＥＰＡを摂るよう指導し、手術の前後１週間は摂らないように指示するといいます。

ガンの治療では多くの医師がガン治療中のサプリメントの利用を否定していますが、１９４５〜２００３年までの臨床試験を調査したところ、ビタミンＡ、Ｃ、Ｅ、Ｂ、Ｄ３、Ｋ３、セレン、グルタチオン、システィンを単剤もしくは併用で使用した患者８５２１人を含む50の臨床試験で、５０８１人の栄養素を投与されたグループでガンの三大療法を阻害せず、15の臨床試験では栄養素を摂取した３７３８名で生存期が延長されているといいます。（Altern Ther Health Med 2007：13(2)：40-46.）

化学療法に対する栄養療法

栄養素	薬物	栄養素の効果
ビタミンC 5g／日	タモキシフェン、ドキソルビシン、アドリアマイシン、プロカルバジン、ブレオマイシンなど	化学療法の効果を助け副作用を低減する
ビタミンE800～1600mg／日	アドリアマイシン、ビンクリスチン、シスプラチン、フルオロウラシル	化学療法の1週間前から。女性ホルモン依存型の腫瘍の成長を抑え、前立腺がんに対するアドリアマイシンの効果を高め脱毛を防ぐ、メラノーマに対する薬の副作用を押さえる。口内炎の発生を抑える
ビタミンE＋セレニウム	アドリアマイシン	脂質酸化による心臓毒性を抑える
セレニウム200～4000mcg	シスプラチン、カルボプラチン	腎臓毒性を低減
シスチン、グルタチオン、ビタミンC	臭化カリウム	腎臓毒性を低減
ゲニステイン	アドリアシン、VP-16エトポシド、タモキシフェン	抗がん剤の作用を高める
膵臓酵素	全ての化学療法	がん細胞からブロックしている抗原をはずし生存率を高める
CoQ10、α-リポ酸	全ての化学療法、ドキソルビシン、ファルモルビシン	細胞の有酸素呼吸を増やしエネルギーを高め、副作用を抑える。特に心臓毒性の強い薬に
EPA+ビタミンE	すべての化学療法と放射線療法に	放射線壊死の割合を低め、炎症を抑え、血行を改善し腫瘍細胞の殺傷効果を高める
ブロメライン	フルオロウラシル、ビンクリスチン	化学療法の必要量を減らしがんを後退させる
ケルセチン	ドキソルビシン	薬の効果を高める
グルタミン4g/日	メトトレキサート、フルオロウラシル、アントラサイクリン、シスプラチン、アラビノシド、シトシン	薬効を高め粘膜障害を軽減する
葉酸	フルオロウラシル、シクロホスファミド	生存率を高め薬効を高める
βカロチン	シスプラチン、メルファラン、ダカルバジン、シクロホスファミド、ドキソルビシン、エトポシド、ブレオマイシン	マイトマイシンC毒性を軽減し薬効を高める
グルタチオン、マグネシウム	シスプラチン	副作用を軽減する
タウリン	イホスファミド	腎臓毒性を軽減する

これらのサプリメントは手術の12時間前までに摂り、6時間後から再び摂ります。実際の摂取は主治医と相談の上行ってください。(Cancer Nutritional/Biological Approachより)

化学療法との相互作用

ハーブや漢方薬など化学療法をしているときに摂らないほうが良いものがあります。セント・ジョーンズ・ワート、ギンコ（イチョウ葉）、ジンセン（高麗人参）、ガーリック（にんにく）などが現在問題視されています。これらは肝臓の解毒酵素を阻害するために問題視されていますが、昔はワルファリンとグレープフルーツの相互作用が特に問題視されていました。最近では、研究が進みこのような食べ物やハーブなどはあまりに多く実際に相互作用がどのように起きるかはよく検証されていません。問題は抗がん剤が解毒されずに強く効きすぎることです。抗がん剤の使用中はグレープフルーツ、ハーブ、スパイス類は注意深く摂るようにしてください。

手術に対する栄養療法

手術の時に一番に考えるべきは、どうすれば早く傷が治癒するかということです。傷は自然治癒のみが治療方法になります。したがって自己治癒能力を妨げないことを第一に考えます。

自己治癒を妨げる原因としては、次のようなものがあります。

1. 炎症が起こりやすい
2. 傷が治りにくい、出血する
3. 抗炎症剤の使用やNSAID非ステロイド性抗炎症薬の使用、栄養不足（亜鉛、ビタミンC、ビタミンB5、マンガン、ビタミンE、ビタミンA、タンパク質、グルタミン）
4. 代謝障害（糖尿病）
5. 脱水

6. 放射線
7. 不安、苛立《いら》ちなどのストレス
8. 細胞（組織）の酸素低下
9. 免疫低下

手術に限りませんが、精神的なサポートも必要です。しかし基本的な栄養が不十分で傷が治らないのでは仕方ありません。実際にがんで入院する患者さんの多くは栄養が足りていません。きちんとした栄養の摂取が健康の要になります。

手術前の準備

1、脱水が起きないように気をつけます。りんごジュースを少し加えた水を2～3ℓ程度飲みます。

2、手術前までに貧血を改善します。直接的ではありませんが鉄材で摂るより葉緑素で補うほうが活性酸素の発生が抑えられます。貧血になる原因も改善する必要があります。

3、免疫を改善しておきます。熟成にんにくは免疫を改善し抗生物質のように働きます。亜鉛、ビタミンC、また有機ゲルマニウムは免疫を向上させます。ビタミンDは免疫を上げ、炎症を下げます。血中濃度50ng／mℓを目指してください。

4、タバコはやめます。タバコは免疫を下げ血行を悪くさせます。

5、肝臓の解毒効果を上げるような食事やサプリメントを摂ります。

6、タンパク質の不足がないように気をつけます。ゼラチン、分岐アミノ酸、グルタミンの豊富な食べ物を摂ります。

7、タンパク質が完全に分解できるよう、胃液を刺激してタンパク質分解酵素を摂ります。余剰のタンパク質分解酵素は抗炎症効果を発揮します。

治療後の食事——傷を治すための栄養

グルタミン

グルタミンを補うことで腸粘膜の修復を促進し感染を抑えることができます。特に腸粘膜を守り、腸の透過性を抑え、細菌の体内に侵入を抑えます。また、化学療法や放射線による腸内と口腔内の副作用を低減します。有効摂取量4g。

アルギニン

L—アルギニンは免疫を強化し、傷の治癒を早めがんの成長を遅らせます。具体的には循環器、生殖器、呼吸器、腎臓、消化器、肝臓の免疫を向上させます。有効摂取量4g。

ビタミンC

結合組織（体の組織を互いに結合して支えたり、形を維持したりする組織）はプロリンやリジンが結合し、その後水酸化され螺旋《らせん》構造を作ります。この時ビタミンCが必要になります。これが足りないことで起こるのが壊血病です。ビタミンCは傷の治癒には必須の栄養素です。

また、ビタミンCは強力な抗酸化物質です。特に肉体的精神的にストレスを受けているときには、大量に消費されます。

亜鉛

亜鉛不足は免疫を低下させ傷の治癒を遅らせます。ビタミンCとともに結合組織の構成に大きく影響し、傷の治癒には不可欠です。亜鉛は他のミネラルと拮抗しやすく、ビタミンCとは相乗効果があるため、ビタミンCと亜鉛が一緒に含まれている「なめるタイプ」のサプリメントが効果的です。

アミノ酸

傷の治癒に必要なアミノ酸、リシン、グリシン、プロリンを強化することで傷の治癒を早めます。先述のグルタミンは特に消化器の傷に有効です。

にんにく

にんにくは単に免疫を強化するだけでなく日和見感染や血栓を予防します。にんにくの熟成エキス（ＫＹＯＬＩＣ）は免疫賦活作用が大変強く、海外では多くの論文でその効果が確認できます。世界のエイズ患者の10％がこのサプリメントを摂っているというほど信頼されています。

ゼラチン

タンパク質は傷の回復に重要な栄養ですが、ゼラチンは特に食欲のないときに食べやすいタンパク質です。ゼラチンにはトリプトファンがないので、ニンジンのジュースやアーモンドミールなどを入れて作るのも良いでしょう。

消化酵素

タンパク質消化酵素は、それ自体抗炎症作用があります。タンパク質を摂った時に未消化だと、炎症の原因になります。

消化酵素は腸で再吸収され、体内で抗炎症性をもつほか、がん細胞を壊したり、癒着を取ったりします。

ビタミンD3

日本での基準は15―30ng／㎖ですが、50ng／㎖にすれば炎症は大変起こりにくくなります。手術が迫っているのであればかなり多めに摂取することでメリットが出てきます。ビタミンDの体内の量が増えるに従い、ビタミンD3の吸収率が低くなることが判っています。30ng／㎖未満の患者には、4000IU投与しても血中ビタミンDはそれほど上昇しないので、初期に大量投与するほうが効率が良いです。

2012年現在、米国の研究者では5000IU／日程度の投与量が一般的のようですが、血中濃度を測りながら投与するのであれば、投与量よりもむしろ血中濃度に注目するのが良いかと思います。信頼できる医師に相談してください。

放射線による血管内皮機能障害

北海道大学の杉原平樹名誉教授の研究によれば、放射線治療を受けた後、血管内皮が放射線により傷害を受け一酸化窒素が出ないために、血管がリラックス（緩和）せず、血行不良となり治癒しないといいます。

つまり放射線傷害により血管内皮機能不全が起こり、血管内皮からのNO不足による血管狭窄《きょうさく》が起こり、傷が治りにくいということが判っています。

ビタミンC、E、リポ酸、グルタチオン、亜鉛、EPA、水素、これらを6～12時間以内に摂ることで、放射線による活性酸素の被害が軽減されます。

動物実験ではグルタミンとL—アルギニンを術前術後に摂ることで、腸の炎症を緩和できました。

放射線の副作用を軽減するのにアミフォスチンという薬が使われてきましたが、この副作用もまた強く、本当に放射線の被害が大きいときにしか使えません。

２０１２年上海の軍医大のＣｈｕａ・ｉらの試験で、水素でもアミフォスチンと同等の効果が得られています。

他のアルギニンの放射線治療に対するメリットとしては、巨大化し低酸素になったがん細胞にアルギニンの術前の大量投与をすることで、腫瘍の酸素を改善し、放射線治療の成果をあげることが知られています。

〔まとめ〕野菜の摂取

●●●＝いっぱい食べてほしいもの。がんに対抗してくれる有効な栄養素（フィトケミカル）が多く入っているもの	にんにく　カブ　ビーツ　ブロッコリー　芽キャベツ　キャベツ　赤キャベツ　カリフラワー　ケール　ニンジン　大根　生姜　ねぎ　たまねぎ　キノコ　パセリ　ほうれん草　クレス　セロリ　オクラ　ごぼう　カブ　ピーマン（グリーン、赤、黄）アスパラガス　紫蘇　エゴマ　レタス
●●＝とても健康に良い食べ物。しかし大量には食べないようにするか、1日1回程度食べてほしいもの	大豆　はす　ズッキーニ　サツマイモ　カボチャ　なす　トマト　サトイモ　海草類　グリーンピース　小豆　とうもろこし　穀物　玄米　麦　五穀米など　ナッツ（無塩）
●＝食べても良いけれども、できれば●●●や●●の食べ物の方が良いと思うもの	有機・無農薬栽培以外の野菜　缶・ビンの野菜ジュース　精米　白いパン　ジャガイモ
☆＝できるだけ特別な時以外は避けたほうがよいもの	漬物　着色・保存料の入った加工野菜　肥料・農薬を多く使う野菜

〔資料〕アメリカがん協会が推奨する「デザイナーズフードプログラム」

加工食品に添加する目的で作られたので、
料理の構成に使うと良いでしょう。

最重要	にんにく、キャベツ、甘草（リコリス）、大豆、生姜、セリ科の植物（ニンジン、セロリ、パースニップ）
重要	タマネギ、お茶、ウコン（ターメリック）、玄米、全粒小麦、亜麻、柑橘類果実（オレンジ、レモン、グレープフルーツ）、ナス科の植物（トマト、ナス、ピーマン）、アブラナ科の植物（ブロッコリー、カリフラワー、芽キャベツ）
良	マスクメロン、バジル、タラゴン、カラスムギ、ハッカ、オレガノ、キュウリ、タイム、アサツキ、ローズマリー、セージ、ジャガイモ、大麦、ベリー

がんになったら、何を食べたらいいの？

第6章　最近の動向

老化

銀座アイグラッドクリニックの乾雅人《いぬいまさと》院長は、老化こそ人類が持つ最大の病気の原因と言います。その問題を研究している乾先生から注目のサプリメントに関してお考えを頂きました。以下乾先生より――

『機能的サプリメント

この数年でかなりサプリメントに係る情報が変わりました。病院に行ってもなにも改善しないので自然療法に傾倒した感があります。その中のいくつか新しいものをご紹介します。

5デアザフラビン

ＮＭＮというのはサプリメントに詳しい方ならご存じだと思います。ビタミンＢ３の系統ですが、数あるサプリメントの中で一番ミトコンドリア活性が高かったこの物質。その数十倍強力なものが、５デアザフラビン（ビタミンＢ２の系統）です。

ミトコンドリアは細胞の（生体の）発電所みたいなものです。ここでＡＴＰというエネルギー物質を作ります。NMNや5デアザフラビンの投与により、このATPが多く作られます。ATPが増えることで、細胞一つ一つに十分なエネルギーが行き渡り、身体は体力を取り戻します。若返り効果が期待されると言われる理由です。

糖尿病に対しては、膵β細胞のミトコンドリア活性によりインスリンの分泌能が上がり、治療に繋がった事例。

腎不全に対しては、腎細胞のミトコンドリア活性により、濾過機能が改善して透析導入を回避できた事例。

脳神経細胞を栄養するグリア細胞のミトコンドリアを活性化させることで、認知症の改善に繋がった事例。

このように、多くの病気に効果が期待されています。

がんに対しても、リンパ球などの免疫細胞の活性化による抗がん作用が注目されており、他治療との組み合わせで、より高い効果の検証がされつつあります。

他、体力が低下した寝たきり患者の方が、車椅子に乗れたり、ターミナルケアでのQOL改善の報告もされています。

注意事項として、ミトコンドリア活性で解毒が活性して自家中毒が起きる懸念があります。**強い物質は何事も注意が必要です』**。

確かに若いうちは深刻な病気は少なく、年とともに様々な慢性病が始まることを考えると、老化を病態ととらえ、老化を防ぐ方法があるのならそこに直接アプローチするのも一つの方法ですね。

ケトジェニックダイエット

ご存じのように、ブドウ糖はがんの唯一の餌と言われています。そこで低糖質ダイエットなどをするのですが、ケトジェニックダイエットはその代謝過程が少し違います。低糖質ダイエットをしている時でも、ちょっと糖を摂れば身体は糖を使い始めます。例えばあなたが断食をすると、まず体内のブドウ糖を使いきります。その後タンパク質を使い、最後に脂質を燃焼します。タンパク質や脂質を燃焼するときにケトン体を生成します。断食は免疫を上げると言いますが、ケトン体は抗がん物質として働きます。そこでタンパク質、脂質を食事の中心にすればケトン体が増えて抗がん体質になります。これによって奥様のスキルス性胃がんを乗り切った岡山のシェフがいます。彼はその後冷食でケトジェニックダイエットを届けていますが、星を目指したシェフの作るケトジェニックダイエットは美味しいと定評です。

ただこのダイエットの欠点は、食べるものが偏ることと、身体が酸性に傾くことです。そこで重曹、クエン酸などを摂ることでバランスをとるという方法が考えられますが、これは我々ナチュロパスの仕事ですので、今後こういう事業と組んでいきます。

O4（溶解型酸素）

O2は一般的に考えられている酸素の形態ですが水溶性のO4という形態もあることが知られています。この水溶性酸素は血漿に入り込みます。例えば貧血の場合、赤血球が少ないので身体の隅々へ酸素をあまり運べません。ところがO4は血漿（血液をガラス管に入れて上にたまっている透明な部分）に溶けるため、赤血球が少なくても組織に酸素を届けることができます。いろいろ症例はあるのですが、最近注目したものとして術後の貧血症状（食欲がなくブラックアウト寸前だった）が1時間ほどで症状が無くなったことが確認されました。病院では鉄剤を処方されたそうですが、時間的な問題と活性酸素を増やしたくないと思い試していただきました。

プロトンウォーター

プロトンとは水素原子のことです。原子の周りには電子が飛んでおり、水素は普通は電気的に安定をするH２の形か、他の原子との化合物の状態で存在していることが多く、水素「原子」は通常は存在しないのですが、ある環境下ではプロトン単体としての不思議なふるまいをするようです。プロトンは一般的に電磁場と水の中にしか存在できず、電磁場に入れたものを陽子線として医療に使っています。水に溶けているものが大活躍をしたのは２０００年のメキシコ湾原油流出事故です。中和剤を使って重油を分解したものの生成したどろどろの物質は環境をひどく汚染していました。そこにこのプロトン生成器を使ったところ、わずか数か月できれいな環境に戻りました。活性酸素除去効率が大変素晴らしく、ワクチン後遺症に活躍するサプリの一つとして期待されています。

フルボ酸

フルボ酸とは、植物の堆積した腐葉土が細菌と圧力などで泥岩のようになったものから抽出された有機酸です。この有機酸には植物ミネラルが含まれていますが、キャパシティーが大きいため体の中の不要な重金属も排出してくれます。そしてこれは私の直感ですが、土壌菌などもそこで死に絶えその免疫物質が入っているようです。そのせいか、大きな免疫作用が生まれているとしか思えない働きをします。デトックスには大変良く働き、私のサロンではそこにヨウ素、ケイ素を含んだものを使っています。なかなか活躍しています。

元素がすごい

最近、化合物より「元素」が大活躍しています。例えば前述した０４。溶解型酸素。今まで気体として使っていたものと大きな違いがあります。平たく言えば貧血症状の特効薬。またがんなどは酸素不足が原因と言われますが、この問題も今試しているところです。

炭素と言えば活性炭が有名ですが、最近話題になっているのは原子状炭素です。東大の研究でウイルスやがんに対しても免疫を上げ、治らないと言われていたがんや感染症に画期的な結果が出ているようです。猫の伝染性腹膜炎は治療法がないことで知られていますが、良い結果が出たと聞いています。しかしながら見た目が黒い粉で、偽物もかなり出回っているようです。私の所でも扱っていますが、臨床研究が進めば画期的な治療法になるかもしれません。ヨウ素は以前から話題になっていますが、ヨウ素はその効果が高く実用的にいいものが出ている反面、いいものとそうでないものの区別がわかりにくく、信頼できるところから入手することが大切です。

繰り返しになりますが、元素は大変面白い働きをするようですが偽物も多いので、入手には細心の注意を払ってください。

Covid19ワクチンの副作用

ターボがんについてスウェーデンのルンズ大学の研究者で病理部長のウテ・クルーガー博士によれば――

年齢：受け取ったサンプルの平均年齢が下がり、30代～50代のサンプルの数が増加したそうです。

大きさ：以前は、３㎝の腫瘍を見つけるのは珍しいことだったのが、新しい環境では、４㎝、８㎝、10㎝、そして時には12㎝の腫瘍を定期的に見ることになったそうです。２週間前には、乳房全体を覆う16㎝の腫瘍が見つかったという衝撃的な逸話もあります。

複数の腫瘍：同じ患者に複数の腫瘍が成長し、時には両乳房に成長するケースを目にすることが多くなったそうです。彼女は3週間以内に、複数の臓器に腫瘍ができた患者を3例経験しました。一人はワクチン接種後数か月で乳房、膵臓、肺に腫瘍ができました。

再発：長年がんが寛解していた患者が、ワクチン接種直後に突然、がんが積極的に再発する事例が増加しているとのことです。

（※https://alzhacker.com/turbo-cancer/より引用）

私のクライアントでは、今まで術後安定していた方がワクチンを打ったその日のうちにおなかの痛みが出たり血尿が出たりしました。検査をすると再発していました。また、打った日に急に乳房が腫れ検査するとトリプルネガティブの乳がんと診断されました。直感で言えば症状の出てないがん細胞が炎症を起こし活性しているように感じます。私の想像ですが、がんの新生血管にスパイクタンパクが付きやすく、スパイクタンパクの毒性、血栓、炎症などを引き起こしやすいのではないかと考えています。

乳がんの方は玄米菜食に切り替え解毒の波動パッチを貼り炎症を食い止めました。

友人の医師の話を聞くと、今までなら効いた治療法を効かせるのが難しいと言っています。その都度対処療法的になりますが、まだ画期的な治療法はないのが現状です。

しかし急いで解決法を見つけたいと思います。

初版あとがき

まず、がん患者のための栄養学の本を出すことを応援してくれた水上治先生にお礼を申し上げます。

がんの症状はとても変化に富んでおり、一刻一刻様態が変わることがあります。そのような中で治療してきた豊富な知識と経験を惜しげなくご教授していただいた白川太郎先生に感謝いたします。

また、家族をはじめ様々なサポートやご協力いただいた多くの方に感謝いたします。

この本は様々な視点でがん治療を捉え、自らが判断してより高い確率で病気を克服していただけたらという思いで書きました。

人間体は一人ひとり違うのにプロトコールで治療をしようというのでは上手くいくわけがありません。食べものやサプリメントも同じです。まずは自らの体の声を聞き、何を選択するかを自ら考えることが大切です。この本の利用に際しては専門家のサポートを受けてください。

進行したがんでは、現代医療は決していい結果を出していません。

本来自然なサプリメントや食べ物だけでがんが治せるようにすればいいのですが、実際には保険医療に頼らざるをえないことが往々にしてあります。

抗がん剤治療は受けたくないし、受けたところで希望がないという時は、まず統合医療に相談してみてください。しかし緊急時にはいつも地元の医療機関に頼ることとなるので、できるだけ地元の医師らのご機嫌を損なわないように付き合うことも大切です。

困ったときはEGAWOホリスティックヒーリングをはじめ統合医学健康増進会や先進医療臨床研究会にご相談ください。

平成27年11月

小林びんせい

第２版あとがき

初版刊行後、日本における統合医療的ながん治療もかなり変わってきましたので、第２版では第６章「最近の動向」を追加させていただきました。

この他にも様々な良いものが出てはいるものの、どのように出会うかが大きな生存の問題になっています。また、ここでは治療法にかかることはあまり書きませんでしたが、ＩＧＴクリニックの堀信一先生の血管塞栓術や鳥取の萬憲彰先生の光免疫治療、自己免疫ワクチンや再生医療などどういった治療がその患者さんに合っているかは中々わかりません。いわゆるコーディネーターが本質的に必要なのです。

私たちと連携を組んでいる医療機関で無理と思われる患者様を画期的に改善している例もあります。諦めずにぜひご相談ください。

令和５年２月

メディカルサロン ナチュロパス銀座　院長　小林びんせい

中国伝統医療（鍼灸・漢方）

国際個別化医学会評議員
NPO統合医学健康増進会（IMHS）相談役
NPO統合医療医師の会会員
NPO先進医療臨床研究会　栄養学顧問

略歴

1958年　東京大田区生まれ
1978年　国立東京工業高等専門学校　工業化学科卒
1978年　東京特殊印刷航空機事業部勤務
1980年　長野県白馬村に移住
1983年　オーストラリア　パースに移住
1986年　西オーストラリア・シェフコンペ　シルバープレート受賞
1987年　日本食レストラン経営（低価格の日本食を西オーストラリアに広めた）
1987年　無農薬食・自然農法・自然療法研究開始
1987年　スピリチュアルヒーリングをはじめる
1999年　スポーツマッサージ資格取得
2002年　鍼灸師マイケルハーマン（日本鍼灸）ZENクリニック勤務　AIHM学校内クリニック助手　TAFE（国立職業学校）にてマッサージ・インストラクター
2003年　ニューイングランド大学卒業　オーストラリアン・インステチュート・オブ・ホリスティックメディスン（AIHM）卒業　ライフ・アカデミー（オーストラリアン・ワイルドフラワーエッセンス）卒業　最優秀鍼灸師受賞
2005年　シドニーに自然療法院　トゥルーヘルス開院　ロシアの宇宙飛行士のために開発されたスクエナーセラピーを導入。豪州男性ファッションのトップデザイナーであるマーク・ケーリーをがんから解放（当時、彼のがんとの闘いは全豪放送で流されていた）
2008年　23年ぶりに日本に帰国　EGAWOナチュラルヒーリングにおいて心と体を癒す自然療法の実践と教育を中心に活動中。
2014年　東京池袋に統合医療健康増進会の指定クリニックとしてEGAWOホリスティックヒーリングを開院。白川太郎博士ら先進医療臨床研究会にて抗がんサプリGenEpicの臨床研究中

受賞

1986年　西豪州シェフコンペ　銀賞
2000年　AIHM最優秀鍼灸士賞　受賞
2013年　統合医学医師の会にて循環器の自然療法セミナーの発表の際、会長の高原喜八郎先生より日本の宝との言葉を頂く。

代表 小林びんせい BHSc.ND. プロフィール

EGAWO HOLISTIC HEALING

http://aiegawo.wix.com/egawo1/
Tel/Fax：0501075 5902

学歴

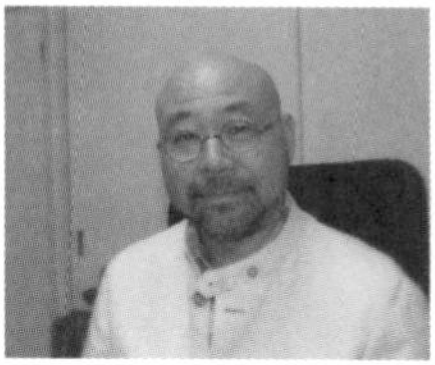

国立東京工業高等専門学校　工業化学科卒
オーストラリアン・インステチュート・オブ・ホリスティックメディスン（AIHM）（ナチュロパシー、鍼灸・中国伝統医療）卒業
ライフ・アカデミー（オーストラリアン・ワイルドフラワーエッセンス）卒業
ニューイングランド大学ヒューマンヘルスサイエンス卒業

日本にWHO基準の自然療法を伝えようと、2008年に23年ぶりに豪州より帰国。

現在７年目になり日本における医療の問題や自然療法、統合医療のあり方、問題点などがよくわかってきました。

そのような中で、医師と連携をとりながら国際水準の自然療法を使い、心と身体をホリスティックにケアする施術を行っています。

多くの方が自然療法は時間がかかり、現代医療と比べるとゆっくり穏やかに効くと思っています。しかし問題を起こしている本当の原因を見つけ改善すると人間本来の自己治癒能力を発揮します。それはとても強く早く深く改善します。

現在ステージ４のがん患者の治療を中心に取り組んでいる白川太郎博士と連携をとりながら、自己治癒力を最大に発揮できるようお客様に合ったがんの自然療法と栄養指導を行っています。

現代医療と手を組んで、経済的で副作用のない自然なアプローチで最高の癒しが得られるような医療の実現を目指し、施療、教育、講演活動をしています。

技術資格・役職

ナチュロパス（ナチュラルドクター）BHSc.ND.
アイオロジー　主任指導員
スクエナーセラピー　主任指導員
オーストラリアン・ワイルドフラワーエッセンス指導員
薬草学

Special Thanks to:

企画プロデュース
岩谷 洋介（H＆S株式会社）

制作協力
有限会社中央制作社

がんになったら、何《なに》を食《た》べたらいいの？［第2版］

ナチュラルドクターが教える「がんの栄養学」

二〇一六年（平成二十八年）一月二十七日　初版発行
二〇二三年（令和五年）三月二十八日　第二版第一刷発行

著　者　小林 びんせい
発行者　石井 悟
発行所　株式会社自由国民社
東京都豊島区高田三―一〇―一一
〒一七一―〇〇三三　https://www.jiyu.co.jp/
電話〇三―六二三三―〇七八一（代表）

造　本　ＪＫ
印刷所　新灯印刷株式会社
製本所　新風製本株式会社